名医讲述内镜下的消化世界

上海市医学会
上海市医学会消化内镜专科分会

组编

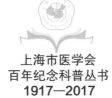

上海市医学会
百年纪念科普丛书
1917—2017

上海科学技术出版社

图书在版编目(CIP)数据

名医讲述·内镜下的消化世界 / 上海市医学会,上海市医学会消化内镜专科分会组编. —上海:上海科学技术出版社,2017.12

(上海市医学会百年纪念科普丛书)

ISBN 978 - 7 - 5478 - 3776 - 4

Ⅰ.①名… Ⅱ.①上…②上… Ⅲ.①消化系统疾病—内窥镜检 Ⅳ.①R570.4

中国版本图书馆 CIP 数据核字(2017)第 270725 号

名医讲述
内镜下的消化世界
上海市医学会
上海市医学会消化内镜专科分会　　组编

上海世纪出版(集团)有限公司
上 海 科 学 技 术 出 版 社　出版、发行
(上海钦州南路 71 号　邮政编码 200235　www.sstp.cn)

苏州望电印刷有限公司印刷

开本 720×1000　1/16　印张 11.75
字数:130 千
2017 年 12 月第 1 版　2017 年 12 月第 1 次印刷
ISBN 978 - 7 - 5478 - 3776 - 4/R·1497
定价:30.00 元

内容提要

本书分为"读经典""问名医"和"微辞典"三大部分。

第一部分"读经典"收录了近20篇由消化内镜领域的权威专家们执笔的经典科普佳作,多在各类杂志、网站等媒体上发表过,我们可以从中了解到各类消化道疾病及其与消化内镜的渊源。这些内容科学又严谨,叙述方式贴近生活,直接或间接反映了上海市医学会及消化内镜专科分会的发展历程与研究成果。经编委会专家审核并根据现状加以精心改编的经典之作,定能为广大老百姓带来医学普及的实际意义。

第二部分"问名医"则由沪上各大医院消化科、内镜室的专家为我们深入浅出地讲解关于消化内镜是什么、有哪几种、分别能做什么等医学科普知识,涵盖了超声内镜、胶囊内镜、肠镜等不同内镜,以及内镜下黏膜剥离术、逆行性胰胆管造影等内镜下的诊断治疗术,外加特殊群体——婴幼儿的内镜诊断治疗,和内镜护理方面等,为广大读者答疑解惑。

第三部分"微辞典"简洁地解释了临床上消化内镜检查中常见的各种内镜,以便于读者更好理解和配合检查。

本书编委会

名誉主编：戈之铮

主　　编：金震东　钟　良

副 主 编：周平红　胡　冰　徐雷鸣

编　　委：（以姓氏笔画为序）

主编助理：王　伟

总 序

上海市医学会成立于 1917 年 4 月 2 日,迄今已有 100 年的悠久历史。成立之初以"中华医学会上海支会"命名,1932 年改称"中华医学会上海分会",1991年正式更名为"上海市医学会"并沿用至今。

百年风雨,世纪沧桑,从成立之初仅 13 人的医学社团组织,发展至今已拥有288 家单位会员、22 000 余名个人会员,设有 92 个专科分会和 4 个工作委员会,成为社会信誉高、发展能力强、服务水平好、内部管理规范的现代科技社团,荣获上海市社团局"5A 级社会组织"、上海市科协"五星级学会"。

穿越百年历史长河,上海市医学会始终凝聚着全市广大医学科技工作者,充分发挥人才荟萃、智力密集、信息畅通、科技创新的优势,在每一个特定的历史时期,在每一次突发的公共卫生事件应急救援中,均很好地体现了学会的引领带动作用。近年来,在"凝聚、开放、服务、创新"精神的指引下,学会不忘初心,与时俱进,取得了骄人的成绩。

2016 年,习近平总书记在"全国卫生与健康大会"上发表重要讲话,指出"没有全民健康就没有全面小康",强调把人民健康放在优先发展的战略地位。中共中央、国务院印发的《"健康中国 2030"规划纲要》明确了"共建共享、全民健康"是建设健康中国的战略主题,要求"普及健康生活、加强健康教育、提高全民健康素养",要推进全民健康生活方式行动,要建立健全健康促进与教育体系,提高健康教育服务能力,普及健康科学知识等。上海市医学会秉承健康科普教育的优良传统,认真践行社会责任,组织动员广大医学专家积极投身医学科普创作与宣传教育。

近年来,学会重点推出了"健康方向盘"系列科普活动、"架起彩虹桥"系列医教帮扶活动和"上海市青年医学科普能力大赛"三项科普品牌。通过科普讲座、咨询义诊、广播影视媒体宣传以及推送科普文章或出版科普读物等多形式、多渠道,把最前沿的医学知识转化成普通百姓健康需求的科普知识,社会反响良好。配合学会百年华诞纪念活动,其间重点推出了百场科普巡讲活动和百位名医科普咨询活动。上海市医学会以其卓有成效的科普宣教工作受到社会各界好评,荣获上海市科委颁发的"上海科普教育创新奖-科普贡献奖(组织)二等奖"、中华医学会"优秀医学科普单位"和"全国青年医学科普能力大赛优秀组织奖",成为上海市科协"推进公民科学素质"百家示范单位之一。

为纪念上海市医学会成立100周年,同时将《"健康中国2030"规划纲要》精神进一步落到实处,我们集中上海医学界的学术领袖和科普精英编著出版这套科普丛书,为大众提供系统的医学科普知识以及权威的疾病防治指南,为"共建共享、全民健康"的健康中国建设添砖加瓦。在这套丛书里,读者既可以"读经典"——呈现《再造"中国手"》等丰碑之作,重温医学大家叱咤医坛的光辉岁月,也可以"问名医"——每本书约有100名当代名医答疑解惑,解决现实中的医疗健康困扰。既可以通过《全科医生,你家的朋友》佳作,找到你的家庭医生,切实地感受国家医疗体制改革的努力给大众带来的健康保障;也可以领略《从"削足适履"到"量身定制"——医学3D打印技术》《手术治疗糖尿病的疗效如何》等医学前沿信息,感受现代医学科技进步带来的福音。

经典丰满的内容,来源于团结奋进、齐心协力的编写团队。这套丛书涉及上海市医学会所属的50余个专科分会,编委达2 000余名,参与编写者近5 000人,堪称上海市医学会史上规模最大的一次集体科普创作。我相信,每一位参与科普丛书的编写者都将为在这场百年盛典中留下手迹,并将这些健康科普知识传播给社会大众而引以为荣。

在此,我谨代表上海市医学会,向所有积极参与学会科普丛书编著的专科分会编委会及学会工作人员,向关注并携手致力于医学科普事业发展的上海科学技术出版社表示衷心的感谢!

源梦百年、聚力同行,传承不朽、再铸辉煌。愿上海市医学会薪火不熄,祝万千家庭健康幸福!

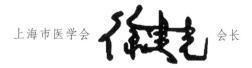

上海市医学会　　　　　会长

2017年5月

前 言

近年来,随着科技的快速发展,消化内镜技术不断创新,逐渐实现了由宏观到微观、由表及里、由内而外的发展模式,消化内镜技术体系日益丰富和完善,已经成为消化系统疾病诊治的重要手段。

消化内镜技术的飞速发展使得许多疾病的诊断与治疗模式发生改变,甚至颠覆了传统的诊疗理念,而现实生活中普通百姓对消化内镜的认识仍停留在最基本的胃肠镜检查领域,导致许多疾病延误诊治或失去了内镜微创治疗的机会,这一矛盾日益突出。因此,加大消化内镜的科普宣传、提升大众对消化内镜的认知显得十分迫切。值此上海市医学会百年华诞之际,上海市医学会消化内镜专科分会积极响应上海市医学会的号召,集思广益、群策群力,撰写了《名医讲述·内镜下的消化世界》这一科普著作。该著作主要由上海市医学会第八届消化内镜专科分会委员及相关领域专家完成。

该著作紧密围绕消化内镜知识、重点突出科普性质,以科学严谨的内容设计、生动活泼的表述方式,重温了消化内镜领域的科普经典,重点阐述了"什么是消化内镜""消化内镜能干什么""消化内镜新进展"等关键问题,内容涵盖了超声内镜(EUS)、内镜黏膜下剥离术(ESD)、逆行性胰胆管造影(ERCP)、大肠镜、小肠镜、胶囊内镜、小儿内镜、内镜治疗食管胃静脉曲张、经自然腔道内镜手术(NOTES)以及内镜护理等各个方面,内容丰富、紧贴生活,是一本老少皆宜、值得读、读得懂的好书。我相信《名医讲述·内镜下的消化世界》的出版,必将成为消化内镜知识科普宣传的有力手段。

此外,该著作在撰写过程中得到了中华医学会消化内镜学分会前任主任委员李兆申教授的大力支持,得到了上海市医学会消化内镜专科分会前学会领导

前言

徐富星、胡运彪、刘厚钰、姚礼庆、吴云林、项平、郑萍等教授的倾心指导,在此对
他们的辛勤付出表示感谢!

海军军医大学附属长海医院消化内科主任医师、教授

上海市医学会消化内镜专科分会主任委员

金震东

2017 年 10 月

目 录

穿｜"腔"｜透｜"壁"｜——｜超｜声｜内｜镜｜篇｜ ┈┈┈┈┈┈┈ 060

最|长|途|"镜"|——|小|肠|镜|篇| …………………………………… 106

吞|下|"相|机"|——|胶|囊|内|镜|篇| …………………………………… 114

内镜治疗食管胃静脉曲张 ·················· 143

安全顺利——内镜护理篇 ·················· 152

CHAPTER THREE
微辞典

3

CHAPTER ONE

1

读 经 典

一、幽门螺杆菌——诱发胃癌的重大"嫌疑犯"

幽门螺杆菌泛滥成灾,并非危言耸听,全世界约有一半人感染了幽门螺杆菌。幽门螺杆菌是引起消化性溃疡和慢性活动性胃炎的罪魁祸首,而这两种胃病又都可能发展成胃癌。人们不禁会问:幽门螺杆菌与胃癌究竟有什么关系呢?

美国医学专家经过长期研究后提出,大多数胃癌的发生可能历经以下过程:浅表性胃炎→萎缩性胃炎→肠上皮化生或异型增生→胃癌。同时,大量的流行病学调查资料也表明,在胃癌发病率较高的地区,幽门螺杆菌的感染率也比较高。

国外医学专家曾进行一项追踪研究,利用早年收集的健康人群血清库的资料,对提供血清者进行了长期随访,将他们中间在提供血清 6～14 年后患了胃癌的患者,与同时提供血清、年龄、性别相当但未得胃癌的健康人,进行当年血清的检测和比较。发生胃癌者的血清中抗幽门螺杆菌抗体阳性率(阳性表示有幽门螺杆菌感染)显著高于未发生胃癌者。上海的一项前瞻性流行病学调查也得出类似的结论。

多项研究从不同方面证实:幽门螺杆菌感染与胃癌的发生有明显关系。世界卫生组织下属的国际癌肿研究机构,已决定将幽门螺杆菌列为诱发胃癌的一类致癌原。

也许读者会问,既然幽门螺杆菌会增加胃癌发生的危险性,为什么那么多的幽门螺杆菌感染者中,却只有极少数人最终患了胃癌呢?目前专家们认为,这可能是由于不同患者体内的幽门螺杆菌毒力存在强弱差异。此外,还与遗传因素(如一个家族成员中,可先后有多位成员发生胃癌)、环境因素(饮食和生活方式的改变)等有关。

因此,为了预防胃癌,我们必须采取一些综合措施。但就根除幽门螺杆菌来说,由于目前幽门螺杆菌感染面大,若要大范围地开展幽门螺杆菌的普查和根治显然是行不通的,但还是可以采取以下几种预防措施:①根治幽门螺杆菌感染;

②避免不良因素;③积极治疗慢性胃炎。

（萧树东）

○ 摘编自《大众医学》2000 年第 12 期

—— 专家简介 ——

萧树东

萧树东(1931—2016)，上海交通大学医学院内科教授、博士生导师，上海市消化疾病研究所原所长，原卫生部内科消化重点实验室主任。曾任中华医学会消化病学分会主任委员和亚太胃肠病学会理事。擅长胃肠道疾病，尤其是幽门螺杆菌(Hp)及酸相关性疾病、消化道肿瘤的基础与临床研究。被世界胃肠病学组织(WGO)授予"世界胃肠病学组织大师"称号。

二、胃癌:幽门螺杆菌阳性"近",阴性很"远"吗

2013 年,中国胃癌新发病例数高达 40 多万,早期胃癌检出率占胃癌患者的 22％。胃癌和幽门螺杆菌(Hp)感染有直接关系。现在,世界卫生组织和国际癌症研究机构也已将幽门螺杆菌定义为胃癌的一类致癌原。

幽门螺杆菌阳性者:并非一定会进展成胃癌

研究证实,幽门螺杆菌感染与胃癌的发生密切相关。但幽门螺杆菌感染仅仅是导致胃癌的"元凶"之一。

一部分胃癌与幽门螺杆菌相关。但是,胃癌还有其他病因。幽门螺杆菌阳性仅仅是胃癌发病的一个始动环节,人的遗传因素、环境因素也是至关重要的。

幽门螺杆菌导致胃癌的发生是一个漫长的过程,通常要经历多个阶段。因此,只要在早期胃癌发生之前,根除幽门螺杆菌就有益。但也有研究表明,在肠上皮化生阶段之后根除幽门螺杆菌,不能逆转已经存在的肠上皮化生和内瘤变,但是对于萎缩程度的减轻有一定作用。从这一点来说,根除幽门螺杆菌越早,对于预防胃癌就越有意义。

阳性者一定要"杀干净"幽门螺杆菌吗

传统观念认为,大部分幽门螺杆菌阳性者不需要治疗,因为只有一小部分人会患胃癌或消化性溃疡,其他人只需要中年后定期进行内镜检查,或在有上消化道不适时进行内镜检查即可。据推测,我国至少有 7 亿人群是幽门螺杆菌阳性,若都服用抗生素根治幽门螺杆菌,那引起的抗生素耐药问题将是非常严峻的。

目前建议,幽门螺杆菌阳性者均应根除,除非患者有其他不可抗拒的理由,比如经济原因、药物过敏或个人意愿。在欧美发达国家,治疗幽门螺杆菌的策略是"检测即治疗",也就是查出幽门螺杆菌阳性就要予以根除,而不管患者是否有症状或内镜检查是否发现其他问题。

《幽门螺杆菌感染京都共识 2015 年》已经将幽门螺杆菌感染定义为一种感染性疾病。一方面,只要有幽门螺杆菌感染,尽管患者年纪尚轻,也没有症状,但

其胃黏膜已经存在炎症改变;另一方面,一名患者的幽门螺杆菌可能传染给其他人,造成幽门螺杆菌感染率居高不下。如果不采取积极措施,降低我国整体人群幽门螺杆菌感染率,那胃癌的发生率还会居高不下。

我国消化性溃疡的发生率已经显著下降,幽门螺杆菌被发现后的这 30 年里,溃疡病发病的确在减少,而且根除幽门螺杆菌,对于预防溃疡病复发意义重大。有数据显示,溃疡病治疗过程中如果患者是幽门螺杆菌阳性,3 年内复发率高达 90％,根除后 3 年内复发率小于 10％。而我国胃癌发生率下降了近一半,这与开展幽门螺杆菌根除有很大关系。

特别提醒

鉴于幽门螺杆菌与胃癌的关系,建议下列人群应接受根除幽门螺杆菌治疗:有胃癌家族史、消化性溃疡、慢性胃炎伴萎缩或糜烂、病理发现有不典型增生的患者,计划长期服用包括阿司匹林在内的非甾体抗炎药、不明原因缺铁性贫血、特发性血小板减少紫癜等患者。有消化不良症状、但内镜没有阳性发现的患者,其中一部分患者在根除幽门螺杆菌后,其症状也可得到改善。

(李兆申)

○ 摘编自《大众医学》2016 年第 2 期

— 专家简介 —

李兆申

李兆申,海军军医大学附属长海医院消化内科、消化内镜中心、内科教研室主任、教授,兼任国家临床医学研究中心主任、全军消化内科研究所所长、上海市胰腺疾病研究所所长、中国医师协会内镜医师分会会长、中国医师协会胰腺病学专业委员会主任委员、中国医师协会消化内镜医师分会主任委员、中华医学会消化内镜学分会前任主任委员、中国抗癌协会肿瘤内镜专业委员会候任主任委员。

三、胃病,治疗之前先定性

生活实例

湖南的王女士平时工作很忙,吃饭不规律。最近一个月她经常胃痛,有时晚上睡觉都痛醒。她很担心:自己这种情况会不会发展成慢性胃炎?

慢性胃炎是由各种病因引起的胃黏膜慢性炎症,大致上可分为萎缩性胃炎和非萎缩性胃炎(浅表性胃炎)。慢性胃炎的主要病因是幽门螺杆菌感染,过多的胃酸侵袭和化学损伤,如胆汁反流、非皮质激素消炎药、吸烟和酗酒等。

慢性非萎缩性胃炎的治疗目的是缓解消化不良症状和改善胃黏膜炎症。治疗应尽可能针对病因,包括根除幽门螺杆菌,遵循个体化原则。慢性萎缩性胃炎的治疗原则是消除或削弱攻击因子,增强胃黏膜防御能力,增强胃动力,防止胆汁反流,改善胃黏膜萎缩和预防胃癌的发生。有症状者应给予药物治疗。因此,两种主要的慢性胃炎都需要应用胃黏膜保护药,可使用铝碳酸镁、硫糖铝、胶体铋剂、前列腺素 E(喜克溃)、替普瑞酮(施维舒)、吉法酯(惠加强- G)、谷氨酰胺类(麦滋林- S)、瑞巴派特(膜固思达)等药物。

经常胃痛,很难说是单纯的慢性胃炎还是出现了消化性溃疡,如果有夜间痛,很可能与胃酸过多有关,因为胃酸在午夜分泌较多。应该到医院进行胃镜甚至病理检查,明确诊断后再决定治疗方案。

生活实例

新疆的陈先生今年 70 岁,他在年轻时得了胃病,几十年来时好时坏。他定期做胃镜检查,幽门螺杆菌多数情况为阳性。他一直想知道,有彻底清除幽门螺杆菌的方法或药物吗?

我国人群幽门螺杆菌感染率较高,推测感染率为40％～70％。由于幽门螺杆菌感染几乎无一例外地引起胃黏膜炎症,感染后机体一般难以将其清除而成为慢性感染。长期感染幽门螺杆菌会明显增加患者胃黏膜发生萎缩和肠化的机会。

根除幽门螺杆菌的治疗方案大体上可分为质子泵抑制剂(PPI)为基础和铋剂为基础的两大类。一种PPI或一种铋剂加上克拉霉素、羟氨苄青霉素(或四环素)、甲硝唑(或替硝唑)等抗生素中的两种,组成三联疗法。

目前,幽门螺杆菌菌株对甲硝唑和克拉霉素等药物的耐药率正在迅速上升。呋喃唑酮抗幽门螺杆菌作用强,不易产生耐药性。另外对于初次治疗失败者,可用PPI、铋剂合并两种抗生素的四联疗法。必要时可配合胃镜下活检黏膜组织,培养出幽门螺杆菌后做药物敏感试验。

生活实例

北京的周先生在10年前开始出现胃病症状,近两年发作比较频繁,医生的诊断是慢性浅表萎缩性胃炎。听说萎缩性胃炎可能发展成胃癌,周先生需要定期检查吗?

慢性萎缩性胃炎是一种以胃黏膜固有腺体萎缩为病变特征的常见消化系统疾病,在慢性胃炎中占10％～20％,多见于中老年人。慢性萎缩性胃炎之所以引起人们的重视,主要在于极少数患者有发生胃癌的可能。

专家认为每年的慢性萎缩性胃炎癌变率仅为0.5％～1.0％。但是,一旦出现异型增生,即不典型增生或称上皮内瘤变,癌变的机会明显增大。学者发现,75％的重度异型增生患者,如果不加任何处理,可在8个月内演变为早期胃癌。至于肠上皮化生,尽管有不同的分型,但肠化分布范围越广,其发生胃癌的危险性越高。

一般认为,不伴有肠化和异型增生的萎缩性胃炎患者可1～2年做内镜和病理随访一次;活检有中重度萎缩伴有肠化的萎缩性胃炎患者1年左右随访一次。伴有轻度异型增生并剔除取于癌旁者,根据内镜和临床情况缩短至6～12个月随访一次;而重度异型增生者需立即复查胃镜和病理,必要时手术治疗或内镜下局部治疗。

慢性萎缩性胃炎不论其病因如何,患者均应戒烟、忌酒,避免使用损害胃黏膜的药物,以及避免对胃黏膜有刺激性的食物和饮品。

生活实例

　　广西的赵女士患胃溃疡多年。以前发病时服用抗溃疡药后症状就能缓解,但最近吃了药没有什么效果。她很担心会发生恶变,想了解怎样才能预防溃疡恶变?

　　少数胃溃疡的确可发展为胃癌,但一般认为其癌变的发生率不超过2%。用药效果差应尽快复查胃镜和病理。对于反复发作的溃疡病,要做血液胃泌素检查和幽门螺杆菌检查。针对具体情况决定治疗措施,包括根除幽门螺杆菌、抗酸治疗和保护胃黏膜治疗。如果有胃出血、穿孔、穿透性溃疡或幽门梗阻,也要采取相应的措施进行处理。为防止癌变的发生,应做胃镜和病理随访,发现异型增生则应进行更严密的随访或内镜下行胃黏膜切除术或氩气刀治疗。目前,尚未开发出预防胃溃疡癌变的药物。

　　胃溃疡是否癌变与遗传有关,有胃癌家族史者,更要谨慎小心。

　　胃溃疡的具体规范化治疗首先要注意生活饮食规律,避免过度劳累和精神紧张,改变某些不当的生活习惯。药物治疗可使用抑制胃酸分泌的药物、黏膜保护剂,同时要进行根除幽门螺杆菌的治疗。

(房静远)

○ 摘编自《健康报》2007年8月

—— 专家简介 ——

房静远

　　房静远,上海交通大学医学院附属仁济医院消化内科主任、教授、博士生导师。现任上海市消化疾病研究所所长、上海市消化内科临床医学中心负责人、上海市消化内科临床质量控制中心主任、中华医学会消化病学分会委员兼秘书和肿瘤协作组组长、上海市医学会消化系病专科分会主任委员、中国医师协会消化医师分会常务委员。擅长萎缩性胃炎等消化道癌前疾病的诊治和预防。

四、胃痛与胃药选择

在胃不舒服的时候,服增加胃动力的药为什么不是每次都见效?

不是所有的胃不舒服都是胃动力不足引起的。只有患胃轻瘫或在饭后有胀感时,服用胃动力药才能起到消除胃胀的效果。如胃酸过多、胃溃疡、胃痉挛引起的不适,服用胃动力药不仅不起作用,还会加重病情,因此,胃药不能随便吃。

胃痛时服用以碳酸盐成分为主的抗酸剂,症状能很快改善,但常会复发,这是什么原因?

以碳酸盐为主要成分的抗酸剂,俗称苏打片,主要作用是中和胃酸,对胃酸过多引起的胃痛有效。而不少人的胃痛伴有幽门螺杆菌感染,因此,治疗要采用抗酸、抗菌、保护胃黏膜等多重联合的方法,才能防止复发。

有人说多喝咖啡对胃不利,多喝牛奶对胃有保护作用,这是真的吗?

导致胃病和保护胃的因素主要取决于两方面:攻击因子和防御因子。攻击因子主要包括胃酸、胆酸、幽门螺杆菌、刺激性食物等,防御因子主要有胃上皮细胞等。咖啡中含有咖啡因,是一种攻击因子,所以多喝对胃不好。而牛奶中的蛋白质在胃内可形成一层保护膜,隔离咖啡因等攻击因子对胃黏膜的刺激。另外,牛奶中富含钙等营养物质,在护胃的同时,还起到养胃作用。

(徐富星)

○ 摘编自《解放日报》2000 年 5 月

—— 专家简介 ——

徐富星

徐富星,复旦大学附属华东医院消化内镜中心顾问,主任医师、教授。曾担任中华医学会消化内镜学分会副主任委员、上海市医学会消化内镜专科分会主任委员,现任上海市医学会消化内镜专科分会顾问、上海市医学会食管和胃静脉曲张治疗专科分会顾问。擅长消化道疾病的内镜诊治,尤其对早期癌症有深入研究和探讨。

五、查胃病用哪种方法好

所谓"胃病",实际上是许多病的统称。它们有相似的症状,如上腹胃脘部不适、疼痛、饭后饱胀、嗳气、反酸,甚至恶心、呕吐。它可以是胃本身的疾病,如慢性胃炎、胃溃疡、胃息肉、胃的良恶性肿瘤等;也可以由胃的运动功能障碍等引起。有些胃临近脏器的疾病也可引起"胃病"的表现,如胆囊炎、胆石症、慢性肝炎、肝硬化、十二指肠的炎症或溃疡等,即病不在胃但表现在胃部。"胃病"包括的花色品种还真不少呢。

一般来讲,如果偶尔发生上述症状,持续时间不长,问题可能不大。如果时常发作或持续时间较长(超过2周),尤其是症状不但无减轻反而日益加重,就应该做进一步检查。这些胃病眼睛看不见,手也摸不到,采用哪种方法检查最好呢? 要根据每个患者的具体情况而定。

人们比较熟悉的是"喝白药水、拍X光",即X线钡餐摄片。这是通过喝下不透X线的钡剂(主要是硫酸钡),让它在胃内涂抹于胃的黏膜上,通过X线摄片,间接地反映胃黏膜上有无病变。譬如胃炎时可以看到胃黏膜纹增粗,胃溃疡时可看到"钡斑",医学术语称"龛影",表示胃黏膜上溃烂了一小块。患有胃肿瘤时可看到没有涂到钡剂的空白区,医学术语称作钡剂"充盈缺损"。由于这一检查方法较方便、简单,只需在检查前空腹就行,一般患者都愿意接受,尤其是年幼或年迈、身体虚弱者。但它有一定缺点:仅为间接征象,不能直接观察到胃黏膜表面情况,一些小的病灶尤其是早期胃癌不易被发现。再者,X线钡餐摄片对正在胃出血或疑有穿孔的患者则是绝对禁忌的。

再说胃镜检查,由于科学的不断发展,胃镜已经从20世纪50年代的硬式金属制的"宝剑"式硬管,发展为纤维光束以及通过电子束传导的电子胃镜,插入的管子越来越细软,图像也很清晰。它的特点是可以肉眼直接看到各部位胃黏膜的情况,如充血或水肿程度、萎缩程度、结节、炎性增生、出血部位及出血量;还可以取活体组织进行病理检查及细菌检查,更重要的是可以发现早期胃癌。此外,还可在胃镜直视下摘除早期胃癌而不需剖腹手术。

我们常碰到一些患者害怕承受不了胃镜检查。确实,将一根管子经喉咙插进去,并在胃内注入一定量的气体以膨胀胃腔,难免会带来一些不舒服。不过只要患者做好配合,医师操作轻巧熟练,可以减轻不适,患者也完全可以承受。

特别提醒

一些病情重的患者如大出血休克、患有心血管疾病、昏迷不能配合,以及年迈虚弱者,则不宜作胃镜检查。此外,胃镜检查也并非万能,有时胃部浅表浸润性癌肿会被误认为胃炎而漏诊,医师应提高警惕,可结合 X 线钡餐检查进行"双保险"。

B 超是大家都很熟悉的检查方法,但对于检查胃的疾病不像对其他脏器如肝、胆等那样敏感,一般在检查前需饮 500 毫升水。此方法可以较粗略地查看胃黏膜有无破坏,有无肿块等,若有可疑须做进一步检查。现在又有了超声胃镜这一新技术。它是在胃镜的头端装上一个超声探头,在做胃镜检查的同时可做胃内 B 超检查,不仅可以查明胃内各种病变,还可以判断胃黏膜完整性、癌肿浸润的范围;对于胃部的肿块可辨别其性质,查明该肿块究竟是平滑肌瘤还是癌肿,或是由于胃壁外压迫所致等。此外,它还可探查紧靠着胃的肝、胆和胰腺疾病。

抽血化验对胃病诊断的价值有限,但对一些疾病有一定参考价值。如血清幽门螺杆菌抗体测定可判别胃内有无该菌的感染;血清胃泌素测定可以判别有无胃泌素瘤;血清的一些癌肿标志物可以协助诊断有无胃部癌肿等。

许多患者认为 CT 万能。其实 CT 检查对实质性脏器如肝、胰等有较大价值,对空腔性脏器如胃、肠道等价值不大。

总之,对于患"胃病"的病友来说,应以科学态度对待各种检查,听从专科医师的指导,不要"自选"。对该做的检查应该"勇往直前",以便及早明确诊断,对症下药,早日获得康复。

(徐家裕)

○ 摘编自《大众医学》1995 年第 1 期

—— 专家简介 ——

徐家裕

徐家裕(1925—2010),上海交通大学医学院附属瑞金医院原院长、内科主任、终身教授。曾任中华医学会放射学分会副主任委员、上海市医学会消化系病专科分会副主任委员。主要从事消化疾病的临床与科研工作,特别是对内科胰腺疾病的诊治有很深的造诣。

六、常饮啤酒需防胃食管反流

走亲访友，日常聚餐，难免要喝酒，尤其是啤酒，是许多人的最爱。但是，不少爱喝啤酒且将之当作饮料的人往往会出现烧心、反酸等症状，这可能是胃食管反流在作祟。

特别提醒

莫忽视胃食管反流，如果长期得不到合适的治疗，可能引发包括慢性咽喉炎、食管狭窄、食管炎等并发症，甚至引起食管腺癌的发生。因此，提高对胃食管反流的认识，及早进行对症治疗非常重要。

食管下括约肌是食管下端的一个肌肉组织，像一道门一样开合，以防止胃内容物反流进入食管。而食管下括约肌松弛，会导致胃内容物异常反流，引发胃食管反流。大量饮酒、进食后，会引起腹压增加，加重反流。

胃食管反流的症状有以下几种：①烧心、反酸、反食：吃过饭后，一股热流会从胃里升起来；胸口像火烧一样难受；胃里的酸水、食物直接涌进口腔。这是胃食管反流最典型的症状。②胸痛：这种胸痛与心绞痛相似。胸骨后烧灼样疼痛，无放射或可放射至后背、颈部、颌面部和前臂。症状大多于进餐后或平卧位时加重；常伴有反酸、吞咽困难、吞咽时疼痛等症状，持续数分钟至数小时，可自发或服用抑酸剂后缓解。③其他症状：反复的咽喉部不适，总觉得喉咙有东西堵着；咳嗽、哮喘；严重蛀牙。

胃食管反流是一种慢性病，易复发，与患者日常生活习惯、饮食、睡姿、情绪等都有较大关系。因此，在进行药物治疗的同时，应辅以如下的生活干预。

（1）抬高床头：一般抬高床头约 15 度，即 15～20 厘米为宜，让头和肩膀高于胃的水平位置，这样可利用重力提高睡眠时食管清除酸的速度，从而减少夜间反流。

（2）进食定时定量：胃食管反流患者应三餐定时，晚餐时间的选择尤为重要。胃排空的时间为 3～4 小时，晚餐时间过晚，睡觉时胃内容物尚不能完全排空，一旦平躺，滞留于胃内的食物很容易反流入食管。因此，临睡前 3 小时不宜进食。胃食管反流患者的饮食以七八分饱为宜。过量饮食会加重胃的负担,使胃排空速度减慢。食物停留在胃中,胃内压力增高,食物更容易反流到食管,引起烧心、泛酸、打嗝、胃胀等不适。

(3)饮食宜清淡:高脂、高蛋白等不易消化的食物是诱发反流的重要因素。脂肪可延缓胃排空、刺激胆囊收缩与分泌、降低食管括约肌压力,因此要尽量少吃油腻食物。同时,还应减少进食生冷食物。

(4)忌食刺激性食物:咖啡、茶、巧克力、薄荷、洋葱、大蒜等可刺激酸的分泌,降低食管下段括约肌压力,避免食用可减少酸对食管黏膜的刺激。由于个体差异性的存在,不同患者对于同一种食物的反应性不同。所以,患者应对容易引起烧心的食物作记录,避免再次吃相同食物而引起疾病复发。

(5)戒烟酒:吸烟、饮酒会使食管下段括约肌压力下降,从而增加反流的频率,并可延长酸与上皮的接触时间,对鳞状上皮有直接损害作用,故戒烟酒可减少食管炎的发生。

(6)控制体重:肥胖可增加腹腔内压力、胃食管括约肌压力,并增加食管裂孔疝的发生率,因此减轻体重可减少反流发生。

(7)减少增加腹压的因素:腹压增高会诱发反流,因此应避免穿紧身衣、紧束腰带、饱餐等,避免餐后弯腰、提重物,同时积极治疗便秘、慢性咳嗽等疾病。

(8)保持心情愉悦:研究显示,离婚或有沉重生活压力的人易患胃食管反流。而另一项研究发现,劳累、精神紧张、生气都与胃食管反流的患病关系较大,提示心理压力可能会是危险因素,因此应保持情绪稳定、心情舒畅。

(许树长)

○ 摘编自《上海大众卫生报》2016 年 11 月

—— 专家简介 ——

许树长

许树长,同济大学附属同济医院党委书记、消化内镜中心主任、教授。中华医学会消化内镜学分会副秘书长、食管疾病协作组副组长、结直肠学组委员;中国医师协会内镜医师分会常务委员、消化医师分会常务委员;上海市医学会消化内镜专科分会委员兼秘书、大肠学组组长。致力于胃肠功能性及动力障碍性疾病的基础与临床研究。

七、捕捉漏网之"鱼"——隐蔽的胃癌

我国胃癌的诊断现状很不理想,漏诊率较高,因此,胃癌漏诊后的及时补救工作十分重要。2009 年,瑞金医院消化内科在一项胃癌临床研究中检出了 35 例漏诊的胃癌患者,这些患者在 12 个月内平均接受过 2.2 次的胃镜检查,均未疑及胃癌,说明胃癌漏诊并不少见;其中的 25 例患者(71.4%)经手术证实属早期胃癌。

为什么经过先进的胃镜检查,胃癌仍会漏诊? 这是因为在临床上,胃癌的形态千奇百怪,病灶较小的早期胃癌常常和胃溃疡、糜烂、萎缩性胃炎相混淆;广泛浸润的皮革胃的黏膜表面常常正常,包括从医多年的高年资医生有时也难以鉴别。因此,胃癌的漏诊情况是常见的,漏诊率为 10%～20%。

胃癌漏诊虽然常见,但医生不能"放任自流"。我们总结的下列方法对诊断胃癌有一定的补救作用。

(1)有以下病灶者近期复查:胃镜检查中发现有胃溃疡、糜烂、不规则凹陷、小结节或黏膜色泽改变(发红、苍白、褪色等),即使活检病理报告为普通胃炎,患者也应在 3 个月内再次去医院接受胃镜复查。医生会在胃镜下对原病灶仔细观察,并钳取多块活体组织行病理学复查,可发现部分漏诊胃癌。

(2)诊断不明者应接受特殊检查:若胃镜下发现可疑病灶,但活体组织病理学检查无异常,应采用特殊检查,如胃镜下喷洒色素提高识别力、超声胃镜检查、放大胃镜检查等,特别是应用先进的激光共聚焦显微内镜,可以直接在胃镜下看到胃黏膜的组织结构,甚至可以直接发现癌组织和癌细胞,从而做出正确的诊断。

(3)无病灶者定期复查:一些易患胃癌的高危人群,特别是 40 岁以上者,即使没有发现特殊病变,一般也应在 1 年内做胃镜定期复查,定期复查可以减少胃癌漏诊率。

总之,在胃癌防治战略中首先要采用有效的筛查方法。除推广普查,出现症状后主动就诊外,采用科学的补救方法,能更大程度上发现早期胃癌,减少胃癌漏诊率。

胃癌的首选诊断方法仍然是胃镜检查,必要时辅以 X 线钡餐检查或 CT 检查。通常,医生在给患者做胃镜检查时,都会全方位观察食管、胃及十二指肠球部,并对各部位做照相记录,可疑部位还会做多块、多方向活检及其病理学检查。怀疑广泛浸润的胃癌或有腹腔转移等情况时,医生还会追加胃 X 线钡餐检查以及上腹部 CT 检查。

特别提醒

下列人群患胃癌的概率比普通人群高,因此更需要提高警惕:①直系亲属中患胃癌或其他消化道恶性肿瘤者。②胃镜下,胃黏膜出现糜烂、溃疡、颗粒或小结节,活检病理为胃黏膜上皮内瘤变者。③重度慢性萎缩性胃炎或重度肠腺化生者。④胃溃疡经治不愈或出现不断变换部位的胃溃疡。⑤不论何种原因行胃部分切除术后 10 年以上,残留胃,特别是贲门部或吻合口易患残胃癌。⑥胃息肉,尤其是伴有上皮内瘤变的胃腺瘤患者。⑦幽门螺杆菌长期感染,合并有胃溃疡、糜烂性胃炎或有胃癌家族史者。

(吴云林)

○ 摘编自《大众医学》2010 年第 9 期

—— 专家简介 ——

吴云林

吴云林,上海交通大学医学院附属瑞金医院内科主任、消化内科主任,教授,博士生导师。中华医学会消化内镜学分会委员兼门脉高压学组组长、上海市医学会食管和胃静脉曲张治疗专科分会主任委员、上海市医学会消化内镜专科分会副主任委员。

八、"胃癌"变脸记

今年42岁的林先生，平素健康，长期从事茶叶生产及销售工作。今年初的一天，林先生突然呕出大量鲜血，然后又排出大量黑便。经当地县中心医院抢救后，病情逐渐稳定。后经胃镜检查，诊断为贲门肿瘤。医生告诉他，肿瘤的范围很大，从贲门口侵犯到胃底部，建议立即手术治疗。林先生很纳闷，自己年纪不大，平时也没有胃病，怎么会得肿瘤呢？会不会是误诊呢？

抱着侥幸心情，林先生来到瑞金医院消化内科就诊。医生在详细询问病史之后，建议他复查胃镜。这次的检查结果让林先生一家惊讶不已：他胃里的肿瘤不是癌，而是酷似胃癌的胃静脉曲张！不过，躲过一劫的林先生又纳闷了：胃癌怎么突然变成了静脉曲张？胃里的静脉怎么会曲张成团的？万一静脉破了，造成大出血，岂不是有生命危险？

胃静脉曲张大多由肝硬化引起。由慢性病毒性肝炎、长期饮酒等原因导致的肝硬化，一般首先在食管部位出现数条、条索状的静脉扩张，形态为迂曲蛇形或结节状。许多患者因门脉压力增高导致食管静脉曲张破裂大出血而就医。胃镜检查能明确诊断食管静脉曲张，但由于部分（约5%）肝硬化患者可以没有食管静脉曲张，仅有形形色色的胃静脉曲张，甚至表现巨大、孤立性胃静脉曲张，形态上酷似胃癌、胃淋巴瘤等，故非常容易被误诊。有的患者甚至在接受内镜检查、钳取活体组织时，因静脉破裂而导致大出血的发生。此外，部分胰腺疾病（如胰腺炎、胰腺假性囊肿、胰腺癌等）也可产生孤立性胃静脉曲张。

胃静脉曲张的主要危害是容易出现致命性大出血。CT、B超，特别是CT门脉血管造影术（CTA）可帮助明确诊断。对此类患者，除内科保守治疗外，内镜下人体组织黏合剂注射治疗也是一种常用的疗法。这种方法类似于"快速浇铸钢筋混凝土",通过向破裂静脉内注入黏合剂,迅速封堵血管,一般数秒钟内即可有效控制出血。外科断流术和分流术尽管不能根治肝硬化门脉高压,但能控制静脉曲张,使患者保持相当长时间内不出血。

（吴云林）

○ 摘编自《大众医学》2009 年第 4 期

九、老年性消化道溃疡的五大特点

某日傍晚,救护车急速驶入急诊室门口,抬下一位老大爷,面色苍白,大汗淋漓,胸前沾满了暗红色血渍。老大爷今年70岁,平素身体挺不错,心、肝和胃肠道都没有病,只是关节有点痛,不定期服用了消炎痛等药物。一小时前,他突然感到头晕、眼花、恶心,接着大口大口地吐出约一大碗暗红色血液,大便也呈深咖啡色。幸亏隔壁邻居帮忙打了120,叫来了救护车急送医院。

医生经过初步检查后,确定老大爷患有消化道出血,但要确定出血原因,还需要做胃镜检查。患者经过输液、止血药物等治疗,病情基本稳定,医生做了急诊胃镜检查,发现患者胃体部有一个 3.5×3.0 厘米大小的巨大溃疡,边缘规则,底部有一破裂的动脉尚在喷血。医生随即进行了及时治疗,止住了出血。10天后老大爷大便转黄,胃体组织活检的病理报告提示良性消化性溃疡。老大爷的家属心中总有疑:从来没有胃病,为什么会突然发生消化道出血,而且溃疡这么大?今后应该如何预防呢?

这位老大爷的病情非常集中地反映了老年性消化道溃疡的特点。

(1) 老年性消化性溃疡以初发、急性溃疡为多,其中有相当一部分患者与服用消炎痛、激素等药物有关。

(2) 老年人是胃溃疡多于十二指肠球部溃疡,而中青年是以十二指肠球部溃疡多于胃溃疡。

(3) 老年性消化性溃疡患者中以巨大溃疡较多,所谓巨大溃疡是指十二指肠球部溃疡的面积大于或等于 2.0×2.0 厘米,胃溃疡的面积大于或等于 3.0×3.0 厘米。

　　(4) 老年人患了消化性溃疡常常无典型的临床表现。所谓典型表现是具有"三性"，即慢性(病程长)、周期性(症状常在季节交替、气候转变时发作)、节律性(与饮食、饥饿等因素有关)的上腹部疼痛或不适。但在 60 岁以上的消化性溃疡患者中，具有上述典型表现的只有 20%～40%，有时即使有症状也很不典型。这可能与老年人神经反应迟钝，痛阈比较高，疼痛反应不明显有关。

　　(5) 由于老年性消化性溃疡症状不典型、不突出，故常常不引起患者的重视，当出现严重并发症时才来医院就诊。60～64 岁的患者中出现并发症者约占 30%，而 75～79 岁的患者出现并发症可增加到 75%。其中最常见的并发症为消化道出血，大约半数患者有黑便而不伴呕血，随着年龄的增加，出血发生率增高，出血量也增大，而且出血难以控制。有 40% 左右的患者有反复出血。另一常见的并发症为溃疡穿孔，其发生率比青年患者高出 2～3 倍。老年患者由于神经反应迟钝、痛阈较高，穿孔后腹膜刺激症状仍不典型，故不能及时去医院就诊，往往发展到弥漫性腹膜炎甚至感染性休克时才去医院就诊，故死亡率较高。

(陆　玮)

○ 摘编自《大众医学》2000 年第 3 期

── 专家简介 ──

陆　玮

　　陆玮，曾任复旦大学附属华山医院内科教研组副主任及消化内科主任，上海市医学会消化系病专科分会委员、上海市医学会肝病专科分会委员。擅长胃肠肝胆胰等消化疾病诊断和治疗。

十、让食管狭窄患者重饱口福

有一名中年男性驾驶员,安全运输化学品20余年,从未发生过任何交通事故和化学品伤人事件。然而某一天,他与往常一样到化工厂装灌烧碱时,输送管突然爆裂,强碱喷射而出,溅到他的面部,流进了口腔。尽管经过积极自救和医院抢救,仍然造成了右眼、口腔和食管化学烧伤。3个月以后,他的右眼完全失明,食管化学烧伤后造成狭窄。他不能像平常那样痛痛快快地吃饭、喝水,整日以进流质维持生命,日趋消瘦,已无法正常工作。X线检查发现,他的食管严重狭窄,管腔细得像一根线。由于食管狭窄段太长,无法治疗,令他十分痛苦,几乎失去了生活的信心。

他抱着一线希望,慕名来到长海医院。经会诊后,我们决定采用内置支撑管疗法。就这样,没有开刀、没有麻醉,像做胃镜检查一样,在患者的食管内放置了一根支撑管。术后第2天开始,患者就能痛痛快快地大口喝水,第4天可吃稀饭,一周后可以随意进食。经过长达11个月的饥饿折磨后,这位驾驶员终于重饱口福,能重新品尝美味佳肴。

应用内置支撑管治疗食管狭窄,其支撑管是用镍钛合金材料制成的,可根据患者食管狭窄的长度来选择不同型号的支撑管,支撑管的最大扩张直径为18毫米。安置前,将支撑管放在一根很细的小塑料套管内。安装时,将这根很细的小塑料管经口腔插入食管,在X线透视下确定狭窄部位,调整塑料管的最佳位置,尔后拔出外套管,让支撑管留在食管内。当支撑管遇到合适的温度和水分后,立即膨胀扩张,把狭窄的食管撑开,数分钟后扩张管道形成,抽出塑料内芯,操作即告完毕,整个过程为30~60分钟。几天后支撑管已完全扩张,并与食管壁较紧密地粘附。患者第2天可进水,数天后可进半流质,7天后可正常进食,一周左右即可出院。

　　研究表明,这种支撑管对人体无害,可长期安放。内置支撑管治疗食管狭窄这一疗法,与传统的扩张及手术治疗相比,具有疗效好、痛苦小、扩张充分、复发率低、不需全麻及开胸手术等优点。

　　支撑管的治疗范围较广,主要包括两大类:①食管狭窄,如食管良恶性肿瘤,食管术后吻合口狭窄,食管胃肠吻合口狭窄,食管化学灼伤导致的狭窄等;②胆道狭窄,如胆管癌及术后胆管损伤性狭窄引起的梗阻性黄疸。

　　尽管支撑管治疗适应证较广,但是食管高位狭窄、食管严重狭窄(不能通过引导钢丝)、伴有食管气管瘘的患者及患儿均不适用。

特 别 提 醒

　　放置支撑管后,患者尽可能吃一些软食,不能暴饮、暴食、酗酒及吃刺激性食物。同时要适当加服一些制酸剂,如西咪替丁等药物,以防止胃酸反流。

(李兆申)

○ 摘编自《大众医学》1994 年第 7 期

十一、胆囊已摘除，何以痛未了

3年前，李家大姐因胆石症常常腹痛，下决心做了胆囊摘除术。谁知术后半年症状重新出现，近来腹痛逐渐加重，尤其是劳累后更为明显。全家为此感到十分沮丧，是手术没有做好？还是又生了结石？无奈之中，她又找到了给她做手术的医生。

医生详细询问病史后，给她作了腹部超声检查，证实没有发生结石。再化验白细胞，也未发现有感染的证据，肝功能检查、血清淀粉酶检查，均显示肝脏、胰腺正常。医生暂且给李大姐开了些解痉止痛药，还是止不住痛，于是要求李大姐住院作胆道测压检查，因为医生怀疑她患了另一种疾病，叫奥狄（Oddi）括约肌功能紊乱。

医生应用先进技术一测，李大姐奥狄括约肌的基础压力竟高达12千帕（90毫米汞柱，正常应小于40毫米汞柱），李大姐果然患了奥狄括约肌功能紊乱。医生又为她做了括约肌切开术，术后恢复很快，一切症状全部消失，李大姐又恢复了往常的活力。

约1/3的胆囊术后患者可能发生奥狄括约肌功能紊乱，要了解该病的病因，还得从奥狄括约肌谈起。我们知道，胆汁的分泌是从肝内胆管开始，经胆总管，和胰液一起流向十二指肠，在肠腔共同参与食物的消化过程。在胆总管十二指肠开口处，有一个叫十二指肠乳头的结构，其周围环绕的即奥狄括约肌。平时，奥狄括约肌处于收缩状态，就像河道紧闭的"闸门"一样，"河水"（胆汁）无法流出，积蓄在水库内（胆囊内）。当进食时，胆囊便收缩，乳头部的奥狄括约肌松弛，"闸门"打开，胆汁从胆总管流向十二指肠肠腔。因此，"闸门"奥狄括约肌控制着胆汁和胰液的排放。奥狄括约肌的收缩与舒张，受到体内神经、体液的调节。如果"闸门"失灵,该开时不开,该关时不关,就会造成胆汁排泄障碍,甚至会引起胆道的邻居——胰管排泄胰液受到障碍,于是会出现上面李大姐那样术后上腹仍感疼痛等症状。

以前此病无法确诊,随着功能测定技术的进步,现在可在十二指肠镜下,向胆道插入测压导管,测量奥狄括约肌压力,根据波形频率及压力大小确诊本病。奥狄括约肌功能紊乱一般可分为括约肌狭窄型和括约肌功能紊乱型,这两类紊乱治疗方法不同。狭窄型,可以在十二指肠镜下作括约肌切开术,一旦高压解除,症状即可消失,这类手术不需剖腹,疗效确切,术后恢复也迅速。功能紊乱型主要以中西医调理为主。

特别提醒

患过胆石症,尤其是做过胆囊摘除术的患者,如果出现了李大姐那样的症状,应及时请医生作胰胆管造影,必要时要做奥狄括约肌测压,尽早明确诊断,及时治疗。

(许国铭)

○ 摘编自《大众医学》1999 年第 9 期

—— 专家简介 ——

许国铭

许国铭(1939—2012),海军军医大学附属长海医院原消化内科主任和内科教研室主任,教授、博士生导师。曾任中华医学会消化病学分会副主任委员、中华医学会消化病学分子动力学组顾问及胰腺病学组组长、中华医学会内科学分会常务委员、上海市医学会内科学专科分会副主任委员。

十二、慢性胰腺炎也能用内镜治疗

慢性胰腺炎的治疗手段很多,但大都缺乏理想的疗效。内镜下治疗慢性胰腺炎,因其具有简单、有效、微创、可重复等优点,渐渐成为大多数慢性胰腺炎的首选治疗方法。

目前,通过内镜治疗可以达到外科开腹治疗效果的疾病都提倡用内镜治疗。而且它可以在一次手术后进行二次、三次的后续治疗,相对重复开腹的外科手术而言,大大减轻了患者的痛苦。简而言之,内镜治疗既可以达到令人满意的治疗效果,又使创伤和患者的痛苦减到最低。

慢性胰腺炎治疗的目的是解除梗阻、缓解疼痛、减少并发症、防止复发,并争取改善胰腺的外分泌功能。目前内镜治疗在一定程度上已经取代药物维持治疗及外科手术,成为治疗的首选方案。那么哪些内镜治疗方案可以治疗慢性胰腺炎及其并发症呢?

(1) 经内镜胰管括约肌切开术(EPS):术后不仅可以降低胰管内的压力,也能为后续的胰管支架术、组织取样活检、胰管狭窄扩张术和取石手术创造条件。

(2) 肉毒毒素(BT)括约肌注射:该法短期有效率约为80%,近年来已被大量应用于临床。

(3) 胰管扩张术:此法对于不同胰管狭窄患者的治疗效果不同。

(4) 胰管支架术:短期置入支架的效果是肯定的,但是需要进一步研究证实支架的长期疗效。内镜下置入塑料支架的短期效果好,但长期效果欠佳。目前有资料表明,对慢性胰腺炎引起的良性胆管狭窄置入金属支架效果比较好。

(5) 超声内镜下内脏神经阻滞术(CPN):该疗法短期内可以止痛,需要反复注射,是目前控制慢性胰腺炎疼痛症状的安全、有效、廉价的方法。遗憾的是该疗法对45岁以下的年轻患者和有胰腺手术史的患者无明显效果。

(6) 胰腺假性囊肿内镜引流术:胰腺假性囊肿的内镜治疗是安全有效的,而且长期效果良好。但是因对胰腺假囊肿的诊断错误率大约为20%,所以内镜引流术前必须排除囊性结构并非血管瘤或是其他肿瘤。一旦内镜引流术失败,必须有足够的条件进行手术治疗。

(7) 祛除胰瘘:胰腺内/外瘘是慢性胰腺炎的并发症之一,传统保守治疗成功率为 40%～90%,无效时通常需要进行手术,而手术的并发症多见,死亡率高。内镜治疗能代替大部分手术治疗,即使不成功,也能为手术治疗赢得时间。

特别提醒

慢性胰腺炎患者如果出现腹痛和胆道阻塞表现,并且迅速缓解,常常提示可能出现胰腺假性囊肿——胆管瘘,此时推荐经内镜逆行胰胆管造影术(ERCP)检查。治疗方法根据并存囊肿的大小决定,如果囊肿<4 厘米,只需要放置胆道支架;如果囊肿>4 厘米,需要同时引流胆道和假性囊肿。

(李兆申)

○ 摘编自《健康报》2006 年 8 月

十三、小小结肠息肉何须剖腹切肠

某日，门诊来了一位外地中年患者，他脸色苍白无华，说话有气无力。多年来，他每天腹泻3～5次，常有脐周隐痛，大便带血，呈洗肉水样。曾口服消炎止泻药，但腹泻时愈时坏。在当地医院经纤维结肠镜检查，发现大肠内有20多颗大小不等的息肉。医生曾建议做结肠大范围切除，仅保留少部分无息肉的肠段。但这种手术一则创伤大，二则术后容易引起肠功能失调，加重腹泻。经人介绍，他来到中山医院肠镜门诊。医师们仔细检查后，决定采用纤维结肠镜检查和圈套器作一次性电灼摘除大肠内的全部息肉。

治疗时，先采用纤维结肠镜进行结肠全面探查，只见其结肠内有几十颗小如黄豆、大如草莓的息肉，东倒西歪地挂在肠腔内，有的表面充血、糜烂，有的正在渗血。主刀医师用圈套器套住息肉，并接通电源烧灼摘取息肉，依次从结肠的远端向肛门口逐个"清除"，患者毫无痛感，全过程仅用40分钟，共摘除了27颗肠息肉。休息了15分钟后，患者高高兴兴地走出医院大门。

结肠息肉为肠黏膜表面向肠腔突出的一种良性隆起，可发生在肠道的任何部位，但多见于乙状结肠和直肠。息肉可为单个或多个，直径由数毫米至数厘米，有蒂或无蒂。目前，结肠息肉的病因不清，可能与肠道细菌与胆酸的相互作用有关。结肠息肉患者常有腹部隐痛、慢性腹泻等症状，高位结肠息肉患者可有不明原因的贫血或棕色大便，低位结肠息肉患者可表现为间断性便血，大便呈洗肉水样，用一般止泻药物治疗无效。临床上可通过肠道X线摄片或纤维结肠镜检查确诊。

结肠息肉的发病率在普通人群中占10%，多见于儿童和老人。儿童以幼年多见,老人发病率随年龄递增而增加,尤其在 70～80 岁,息肉发生率可达 50％。

过去,治疗结肠息肉常有两种方法:距肛门 25 厘米以内的息肉可采用普通乙状结肠镜烧灼摘除。其缺点是该肠镜是一根直径为 3.5 厘米的圆形金属管,质硬,操作不便;距肛门 25 厘米以上的息肉,则需剖腹手术摘取。手术中医生也只能靠手感来寻找肠腔内息肉,容易造成漏诊,有时尚需剖肠寻找息肉。这样不仅给患者带来更多的痛苦,而且也容易发生伤口感染、出血、肠粘连等并发症。

现在,改用纤维结肠镜电灼摘除结、直肠任何部位的息肉。纤维结肠镜是一根直径只有 1.2 厘米的软管,可以沿着肠腔自由弯曲,操作十分方便。术前患者需吃一天流质饮食,然后用番泻叶 9 克泡水代茶饮服,以清洁肠道。手术时先作纤维结肠镜检查,当发现结肠息肉时,用圈套器套住息肉的颈部。套住息肉后收紧圈套器,并接通电源,边收紧边通电切割,摘除一颗息肉需 1～3 分钟。对多发性息肉采取从结肠远端向肛门逐一摘除。一般来说,除家族性息肉外,一次可连续摘除十几颗至三十几颗息肉。手术时患者仅感腹部略胀。手术十分安全,极少发生肠穿孔、肠出血等并发症,而且操作时间短,可在门诊进行,不必住院,从而减轻了患者的经济负担,患者乐于接受。此外,此法也同样适用于食管、胃和十二指肠的息肉摘除。

由于结肠息肉容易复发,患有结肠息肉的患者术后必须定期随访。一般单发性息肉每 2 年随访一次,多发性息肉每年随访一次。若未发现新生息肉可改为 2～3 年随访一次;若 1～2 年内又发现大便带血,应怀疑肠息肉复发,尽早再次手术。老年患者术后更应密切观察,警惕转化为结肠癌。

(姚礼庆)

○ 摘编自《大众医学》1993 年第 1 期

—— 专家简介 ——

姚礼庆

姚礼庆,复旦大学内镜诊疗研究中心主任,复旦大学附属中山医院内镜中心原主任,教授、博士生导师。担任中华医学会外科学分会委员、中华医学会消化内镜学分会委员及外科学组组长,上海市医学会消化内镜专科分会副主任委员,上海市内镜质量控制中心副主任,中华医学会全国医疗事故鉴定委员会成员,上海市医学会医疗事故鉴定委员会委员。擅长消化道肿瘤的外科治疗、吻合器治疗重度痔疮(PPH 术)和各种疑难疾病的内镜诊断和治疗。

十四、大肠癌术后：需防再发和多发

随着生活条件的改善,脂肪和蛋白质的饮食含量增加,大肠癌的发病率也逐年增加。大肠是消化道器官,主要有吸收水分和储存粪便之功能,它全长80～100厘米。根据大肠不同的部位可分为肛管、直肠、乙状结肠、降结肠、横结肠、升结肠和盲肠。

如果在直肠部位发生癌肿,我们称之为直肠癌;如果在结肠部位发生癌肿,我们称之为结肠癌。而在大肠的不同部位发生两个以上的癌肿,我们则称为多发原发性结肠癌。

术后：需防再发大肠癌

生活实例

61岁的李教授是一名大学英语老师。10年前,她的母亲患大肠癌肝转移去世。6年前,她本人因直肠癌在医院行根治性手术,术后经化疗,一般情况良好,可坚持工作。近来,李教授感到乏力,大便次数增多,肿瘤标志物CEA及CA19-9略升高。后来,经过肠镜复查发现,她的乙状结肠又有一枚3.5厘米的溃疡性肿瘤,经病理证实为腺癌,属于大肠癌术后再发大肠癌,临床称异时多发大肠癌,需要再次进行手术切除。由于发现及时,经手术治疗后,李教授情况良好。

通常患者对第一次原发性大肠癌警惕性较高,其治愈率也逐年提高,而对异时多发大肠癌则缺乏认识。根据有关文献报道,异时多发大肠癌占2%～6%。因此,大肠癌患者即使进行了手术,仍应警惕大肠癌术后再发大肠癌。建议大肠癌患者术后应定期复查肿瘤标志物,并做全结肠镜检查。一般术后每1年随访1次,5年后可改为2年检查1次。家族性大肠癌患者的子女更应提高警惕,做到早期诊断,早期治疗。

复查：寻找"多发"大肠癌

48岁的张经理平时身体健康。近1年来，张经理时常便秘、便血，以为是痔疮发作，没有特别关注。一天，张经理突然出现腹痛、腹胀，并进行性加重。无奈，他来到医院急诊，经过肠镜检查发现，他的乙状结肠有占位病变。由于肠腔狭窄，当时医生未做全结肠镜检查，行外科剖腹探查，发现大肠癌，即行手术治疗。可是，术后3个月，张经理仍有腹痛、腹胀，伴大便暗红色血液。医生以为是吻合口狭窄和出血，遂给予保守治疗，并没有好转。后来，再次做肠镜检查，发现横结肠和升结肠处分别有1.5厘米和3.0厘米大小菜花样肿块，进行手术后证实为多发原发性大肠癌。从病理检查结果来看，张经理大肠内的三枚癌肿属于同一类型。

在临床上，由于各种原因，有些患者在大肠癌术前未做肠镜或未做全结肠镜检查，以致医生在手术根治肿瘤时，没有注意到大肠其他部位的肿瘤（多发原发性大肠癌），也就是说，遗漏了大肠其他部位的癌肿。为了预防多发原发性大肠癌，大肠癌术前应做全结肠镜检查。若因急诊术前未能做全结肠镜检查，术后应尽早进行肠镜复查，以排除多发原发性大肠癌病灶。

大肠癌患者即使进行了手术，仍应警惕大肠癌术后再发大肠癌，建议大肠癌患者术后应定期复查肿瘤标志物，并做全结肠镜检查；而因急诊术前未能做全结肠镜检查的患者，术后应尽早进行肠镜复查，以排除多发原发性大肠癌病灶。

（姚礼庆）

○ 摘编自《大众医学》2012年第1期

十五、内镜让你免受开刀苦

　　王老师的胆总管结石复发了,痛得他寝食难安。他以为这回难逃一刀了,想到开刀要住院好几个星期,出院后仍需休息,自己身为毕业班班主任怎么脱得开身? 烦恼不堪的王老师到医院一咨询,原来现在通过内镜可以把胆总管里的石头从嘴里取出来,不需开刀,不需住院,术后几天就可以上班。

　　内镜技术是 20 世纪 60 年代逐渐发展起来的新兴诊疗技术,人们所熟知的胃镜、肠镜检查就是其中之一。现在,有很多治疗性的内镜技术正在逐渐被大家了解、接受,很多本来需要手术的疾病,在内镜下得以"无创"或"微创"的方式解决。那么,有哪些常见病可以避免传统的开膛剖腹治疗法,转为内镜治疗呢?

　　(1)肝硬化食管静脉曲张出血:这类患者很容易出现呕血的症状,如果呕血量很大,不及时治疗会导致死亡,传统的治疗方法是手术治疗缓解门静脉高压。患者多是起病急、一般情况差,无法耐受手术治疗,而内科采取的保守治疗费用高、效果差、住院时间长。现在,只要通过胃镜下的套扎或硬化剂注射治疗,就可迅速止血。这种治疗不仅避免了手术,而且可以反复进行,挽救了许多患者的生命。

　　(2)化学性烧伤造成的食管狭窄:误食强碱或强酸后造成的食管狭窄轻则使患者吞咽困难,重则危及生命。过去的治疗方法是手术切除病变食管,用大肠再造代替。此类手术创伤大,术后患者生存质量差。现在,内镜下的气囊扩张治疗可以使食管狭窄得以缓解,创伤小、效果肯定、可反复进行。许多患者扩张前滴水不进,身材很消瘦,通过内镜下治疗,进食基本恢复了正常,体重也有了明显的增加。

　　(3)各种肿瘤性消化道狭窄:很多消化道肿瘤无法手术切除,如食管癌晚期食管狭窄,患者无法进食;大肠癌晚期结肠梗阻,患者无法排便。传统的治疗方法只能通过手术做一个"捷径"——造瘘解决进食或排便。有时,消化道手术后吻合口狭窄,以往对此没有很好的方法。内镜技术的出现,又给这类患者带来了福音。无法切除肿瘤的患者,可以通过内镜下放置支架的方法,扩张消化道,重新进食和恢复排便;而吻合口狭窄的患者,则可以借助内镜下的气囊扩张治疗,获得"完全康复"。

(4)消化道息肉:食管息肉、胃息肉、十二指肠息肉、结直肠息肉等消化道息肉很常见,由于手术无法处理小息肉,所以传统的处理方法是随访和定期复查,等到息肉增大到一定程度时,才进行手术治疗。但有些息肉会随着不断增大出现恶变,因此,随访并不是很安全。而通过内镜,就可以清楚地看见息肉并予以摘除治疗,小到2毫米、大到4厘米的息肉都逃不过内镜的"眼睛",即免除了开刀之苦,又可预防息肉恶变。

(5)胆总管结石:胆总管结石是临床上的棘手问题,传统的手术取石需要住院2周以上,腹部的胆汁引流管在出院后1个月左右才能拔除,生活很不方便;而腹腔镜手术对此也无能为力。再者,胆总管结石很容易复发,如果反复手术,对于患者的创伤极大。而内镜却可以深入胆总管"腹地",轻松地从嘴里取出结石,完全克服了上述缺陷,且可以反复进行,对患者的创伤极小,目前已成为治疗胆总管结石的首选方法。

(6)梗阻性黄疸:皮肤发黄、眼睛变黄,老百姓很容易想到"肝炎",其实有许多原因可以引起黄疸,如胰头癌、胆管癌以及胆管良性狭窄等。这类疾病诊断困难,但造成的肝功能损害却很大。内镜技术一方面可以帮助诊断,另一方面可以帮助暂时解除黄疸,缓解肝功能的损害,如果是晚期肿瘤已无法手术,金属支架的置放就是最好的治疗方法。

(7)消化道早期癌:早期癌肿是指癌肿局限于黏膜内,未超过黏膜下层。由于黏膜下层具有阻挡肿瘤转移的"屏障",因此,局限于黏膜层的肿瘤是完全能够通过内镜下切除治愈的,效果与手术完全相同,却免去了开腹之苦。

(姚礼庆)

○ 摘编自《大众医学》2004年第11期

十六、肠镜微创诊疗，为肠道健康把"三关"

21世纪的医学已进入了微创诊疗的新时代，现代的大肠镜检查不仅能发现早期大肠癌，而且能鉴别诊断各类大肠炎症性疾病，能确定炎症的严重程度和累及范围，并进行相应的药物或微创手术治疗。在肠道疾病的预防、诊断、治疗三个环节中，大肠镜像一位健康卫士，忠实地履行者着为健康"把关"的职能。

肠镜能在直视下观察病灶，同时采集活体组织标本，由此发现肠道息肉、炎症性肠病、肠道血吸虫病、肿瘤等疾病，尤其可检出尚无明显自觉症状的大肠癌前病变或早期大肠癌。

特别提醒

凡有大便习惯改变，不明原因下消化道出血，贫血，尤其是40岁以上者，应每年进行一次全结肠检查。大肠息肉、家族性大肠腺瘤病、溃疡性结肠炎等，属癌前期病变。尤其是大肠息肉，是大肠癌发生的主要病因，如果能早期发现，就能尽早治疗，有效阻止大肠癌的发生。

肠镜能观察肿瘤的位置、大小、形态、侵犯肠管的范围，判断癌肿以上肠管有无其他瘤变等。近年来新兴的放大电子内镜，可以转换放大100倍观察，达到解剖显微镜的水平，可帮助诊断病变是腺瘤还是癌，可判断癌组织的浸润深度，还可发现结肠内直径小于1毫米的超微小病变。

或许有患者会怕做肠镜，宁可做肛门指检、CT、B超等检查。目前肠镜检查已能发现1厘米以下甚至0.5厘米以下的早期癌，还能完成全瘤活检，了解其病理分化程度，这是其他检查所不能取代的。其实，现在无痛内镜检查已经得到推广使用，做肠镜不会有任何痛苦。

在疾病确诊后，肠镜可以开展多项相应内镜治疗。比如，用金属夹可为出血病变止血、闭合缺损组织及进行预防性止血；肠镜下电凝术可以摘除息肉，套扎术可阻断息肉的血供，使之缺血、坏死、脱落；能在内镜下对早期大肠癌进行黏膜切除；内镜下水囊扩张后放置金属内支架，则能缓解肠道恶性肿瘤引起的肠腔狭窄。

　　肠道息肉者;肠道肿瘤、血管畸形、息肉套扎等发生肠道出血者;早期大肠癌不愿意接受剖腹手术者;晚期肿瘤,肠道狭窄影响排便而无法手术者,以上患者都可以进行肠道内镜治疗。

(项　平)

○ 摘编自《大众医学》2005 年第 1 期

— 专家简介 —

项　平

　　项平,复旦大学附属华东医院内镜中心主任、教授。中国医师协会内镜医师分会常务委员,中国医师协会消化内镜专业委员会常务委员,中国医师协会内镜健康管理专业委员会常务委员,中国医师协会消化医师分会委员。擅长消化道疾病的内镜下诊断与治疗。

十七、这8类高危人群应定期查肠镜

一个18岁的少年经常腹痛,但从未受到家长的重视,就在他刚刚拿到大学录取通知书时,大肠癌突袭了他年轻的生命。少年的家长哭成了泪人,他们不惜一切代价只求能挽回儿子的生命。但是,因为发现太晚,花再多的钱也无力回天。

在临床上,很多大肠癌患者都有大肠癌家族史,若能早期检查,尤其是做肠镜检查,则完全能避免上述悲剧的发生。为此,建议高危人群每1~2年定期做1次肠镜检查,以达到早期发现大肠癌的目的。大肠癌高危人群(指比正常人群更容易患大肠癌的人群)主要有以下8类人群。

(1) 40岁以上人群:大肠癌的发生与长期高脂饮食、嗜食腌制食品、酗酒、食物过于精细有明显关系。据统计,40岁以上的人罹患大肠癌的风险明显增加。

(2) 大肠癌手术后人群:如果以前患过大肠癌,那么终身都要定期做肠道检查。因为大肠癌手术后3~5年的复发率为30％~40％。

(3) 大肠息肉经肠镜下电灼术后:大肠癌多由息肉变化而来,且大肠息肉复发率很高,若不及时复查肠镜,去除息肉,则大大增加患大肠癌的风险。

(4) 直系亲属有大肠癌家族史:如果你的亲人患过胃癌或者大肠癌,那么你必须定期做肠镜检查,因为你的胃肠癌发病率是其他无家族史人群的4~5倍。

(5) 直系亲属有大肠息肉家族史:息肉有一定的遗传倾向,而大肠息肉又是大肠癌的主要发生因素,因此需要定期做肠镜检查。

(6) 患溃疡型结肠炎:该病是大肠癌的癌前期病变,癌变概率很高,需要引起重视。

(7) 患血吸虫性直肠肉芽肿:这类患者是大肠癌的癌前期病变,需要高度警惕。

（8）胆囊切除术后：胆囊切除术后,患者储存胆汁的功能降低,可增加胆汁酸对肠道的刺激,增加大肠癌发生率。

（姚礼庆）

○ 摘编自《大众医学》2010 年第 2 期

十八、胶囊内镜：小肠内的"巡警"

众所周知,查胃部疾病可以做胃镜,查结肠、直肠疾病可以做结肠镜。但若要检查小肠疾病,那要做什么镜呢？小肠远离口腔和肛门,本身又特别长,因此,小肠也是整个胃肠道中最难被检测的部分。现在,医生检查小肠的方法有推进式小肠镜和胶囊内镜。

推进式小肠镜操作技术要求高,而且不能观察到全肠段,仅能到达小肠上段的80～120厘米处。对患者来说,检查时间较长,检查中常有极度不适和疼痛。而胶囊内镜就明显棋高一着了。

胶囊内镜由胶囊、数据记录仪套件和专用电脑3部分组成。大小为11×20毫米,包括电池、光源、影像捕捉系统及发送器等。胶囊被患者吞服后,可借助肠内肌肉的自身蠕动,顺利平滑地通过胃肠道,进行检查,并自然随粪便排出体外。胶囊对人体无害,在穿行期间,可将其所捕获的数字图像数据逐个传输至患者身上的接收传感器,图像就被保存在患者腰带上的记录仪中。每次检查,可在患者毫无痛苦的情况下,获取整个小肠约5万张图像资料。

检查前,患者需禁食8小时,然后吞下胶囊,做一次检查需6～8小时。在检查期间,患者可以自由活动,不必住院。检查结束后,只需取下身上的传感器和记录仪。医生从记录仪中下载图像数据至专用电脑进行观察分析,就可发现患者小肠内是否存有病变。

胶囊内镜的诊断敏感性较高,犹如行走在街上的"巡警",能发现小肠镜不能到达的肠段内病变。此外,整个检查过程中患者无任何痛苦,医生操作简便,是一种非创伤性检查。

有以下情况的患者可以进行胶囊内镜检查：①原因不明的消化道出血；②经过其他检查,如钡餐、血管造影疑有小肠影像异常者；③有慢性腹痛病史2年左右,并怀疑有小肠器质性疾病者；④有半年以上的慢性腹泻史；⑤观察克罗恩病及乳糜泻的病变范围；⑥观察小肠手术的吻合口情况；⑦定期观察小肠息肉疾病。

（戈之铮）

—— 专家简介 ——

戈之铮

　　戈之铮，上海交通大学医学院附属仁济医院内镜中心主任、教授。中华医学会消化内镜学分会常务委员、中国医师协会内镜医师分会常务委员、上海市消化疾病研究所副所长、上海市医学会消化内镜专科分会前任主任委员。擅长各种消化道疾病的内镜下诊断与治疗。

十九、胶囊内镜诊断是小肠疾病诊断史上的一大进步

由于小肠远离口腔和肛门,是整个胃肠道中最难检测的部分,再加上小肠长度很长、游离于腹腔内并被肠系膜束缚形成多发复合肠襻,使传统的检查技术受到很大限制。因此,小肠疾病的诊断远落后于胃肠道其他部位。小肠 X 线钡餐检查、推进式小肠镜、核素扫描及血管造影等均存在着诊断阳性率低、定位及定性不准确、检查时患者痛苦大,或属创伤性检查伴有并发症等诸多缺点。

胶囊内镜又称无线内镜,是由以色列率先研发生产的高新技术产品,可在患者毫无痛苦的情况下获得整个小肠的影像学资料。

上海仁济医院消化科曾对结肠镜、胃镜、X 线钡餐造影、小肠钡灌造影、血管造影或核素扫描等检查未发现异常的 15 例疑患小肠疾病的患者,进行胶囊内镜检查,发现有病灶的 11 例,表明胶囊内镜在小肠疾病诊断中具有很大的价值,且安全可靠。

这 15 例疑患小肠疾病患者中,12 例为不明原因的反复消化道出血,3 例表现为反复不明原因腹痛。其中男性 9 例,女性 6 例,年龄范围在 16～86 岁。

结果 15 例患者胶囊内镜检查均获成功,发现病灶者 11 例,发现各种病变 15 处(4 例患者同时存在 2 种病损),诊断阳性率为 73.3%,其中远端小肠病灶 6 例共 7 处。所发现的病变类型包括血管发育不良、毛细血管扩张征、静脉扩张、息肉样病变、黏膜下肿瘤、脂肪瘤、口疮样溃疡、克罗恩病、类癌(经手术证实)及出血性胃炎等。

胶囊平均排出体外时间为 24～48 小时(1 例梗阻患者除外)。所有患者在整个操作过程中耐受性极佳,无任何痛苦,吞咽胶囊内镜无任何困难,检测过程无任何并发症发生。

此项临床研究对 15 例患者进行胶囊内镜检查,发现其诊断阳性率较高,为 73.3%,远端小肠病灶占阳性例数的 54.5%、占总病灶的 46.7%,并能观察到整个小肠有无病变。在整个检查过程中患者无痛苦,不必住院,操作简便而安全。

胶囊内镜突出表现在对原因不明消化道出血和小肠疾病具有诊断价值,因此不论在技术上还是在临床观念上均是一次重大变革。此外,由于操作简便、无

任何并发症、不必住院等优点,无疑也是小肠诊断史上的一大进步。因此,胶囊内镜已逐步取代沿用已久的传统推进式小肠镜在小肠疾病诊断中的应用,并成为经胃镜、大肠镜检查阴性而疑有小肠疾病患者的首选诊断方法。

（戈之铮）

○ 摘编自《大众医学》2003 年第 1 期

CHAPTER TWO

2

问 名 医

胆|胰|"保|镖"|
——|ERCP|篇|

1. 经内镜逆行胰胆管造影术（ERCP）是什么

经内镜逆行胰胆管造影术（ERCP），是将内镜从口腔插入，经食管、胃抵达十二指肠降部，找到十二指肠大乳头，由内镜工作孔道内插入专用导管，从乳头开口部插入到胆管和胰管中，注入造影剂后进行 X 线摄片，以显示胰胆管系统。ERCP 是目前公认的诊断胰胆管疾病的影像学金标准。

ERCP 技术诞生于 20 世纪 60 年代末，经过半个世纪的发展，已从之前单纯的诊断技术逐渐发展为诊断与治疗融为一体的学科体系。随着操作技术及器械设备的不断进步，ERCP 的成功率也不断提高，涉及的领域也不断扩大，已经成为较为成熟的微创手术技术。由于有创伤小、恢复快、成功率高，不必开腹手术等优点，ERCP 受到临床医生和患者的欢迎，在胆胰疾病临床诊疗中发挥极其重要的作用。

ERCP 虽然兼有诊断和治疗双重功能，但毕竟是侵入性技术，具有一定的风险。近年来一些无创影像技术例如 CT、MRI（磁共振）、MRCP（磁共振胰胆管造影术）等技术已相当成熟，能提供清晰的影像信息，因而目前国内外已取得广泛共识：ERCP 不能用作第一线的诊断方法，只能用于其他影像检查仍无法确诊病例的进一步检查，更多的是用作诊断已明确的胆胰疾病患者的治疗手段。

目前在诊断方面，ERCP 主要用于：①原因不明的梗阻性黄疸；②高度怀疑有胆管结石而其他影像学检查未证实者；③考虑奥迪括约肌狭窄或功能障碍需测压检查者；④胆管或胰管狭窄，性质尚未确定，可在造影诊断的基础上进行细胞刷或活检定性诊断；⑤怀疑胆胰系先天性异常并且有症状的患者，如胆总管囊肿、胰腺分裂症、胰胆管汇流异常等；⑥不明原因的复发性胰腺炎。

在治疗方面 ERCP 主要适用于以下几种疾病。

（1）胆总管结石：ERCP 可以在诊断的基础上行乳头括约肌切开术（EST），并用专用的器械将结石清除出胆道，可取代传统的剖腹胆道手术，创伤小、恢复快,特别适合中老年或胆囊已切除的患者。

(2) 急性胆源性胰腺炎、急性化脓性胆管炎:可在早期行内镜下 EST 或鼻胆管引流术(ENBD),去除病因,缓解患者的症状,稳定病情,为后续治疗赢得时机。

(3) 手术或外伤造成的胆漏或胆管狭窄:可行 ERCP 植入支架,促进胆漏愈合及缓解梗阻症状。

(4) 各种肿瘤造成的胆管阻塞,例如胆管癌、胆囊癌、胰腺癌、肝癌、胃癌、结直肠癌等,引起严重的黄疸或胆管炎,可植入胆道支架以引流胆汁,控制黄疸,改善全身情况和生活质量。同时近年来还开展胆管内的肿瘤消融治疗,可以延长患者的生存时间。

(5) 慢性胰腺炎、存在胰管结石、胰管狭窄、胰腺囊肿等,可在内镜下取出造成梗阻的结石,支架引流降低胰管压力,有效改善腹痛、脂肪泻等症状。

(6) 胰腺外伤、手术或坏死性胰腺炎造成的胰管破裂及胰漏者。

(7) 肝移植术后胆道并发症的处理,例如吻合口狭窄、胆漏、胆栓形成等。

(胡　冰)

—— 专家简介 ——

胡　冰

胡冰,海军军医大学附属东方肝胆外科医院消化内科及内镜科主任,主任医师、教授。现任中华医学会消化内镜学分会委员及 ERCP 学组副组长、上海市医学会消化内镜专科分会副主任委员、中国医师协会内镜医师分会委员、中国抗癌协会胆道肿瘤专业委员会委员。

2. 哪些人不能做 ERCP

ERCP 作为微创伤的侵入性医疗技术,适合于较广泛的人群,但有以下情况之一者不能做 ERCP。

(1) 有严重心、肺、脑、肾等重要器官功能障碍,生命体征不稳定者。

(2) 有上消化道狭窄,内镜无法进入并抵达十二指肠者,或存在肠梗阻、消化道穿孔的患者,内镜操作会加重病情发展。

(3) 重症胰腺炎正处在急性发作期。

(4) 有严重凝血功能障碍及出血性疾病者,包括行血液透析者。

（5）精神障碍或严重失智者，无法正常配合者。

（6）造影剂过敏者。

（7）拒绝操作，或不能签署知情同意书的患者。

除此之外，以下情况通常也不建议做 ERCP，因为患者可能不能从中受益，或风险极大：①单纯诊断性的 ERCP；②怀疑奥迪括约肌功能障碍，但胆管无扩张且肝功能酶谱正常者；③单纯肝内胆管结石；④单纯胆囊疾病；⑤已行复杂消化道重建手术(如胆肠鲁式 Y 形吻合、胰十二指肠切除、胃肠鲁式 Y 形等)；⑥肝门部及肝内胆管广泛梗阻，引流条件较差的患者。

（胡　冰）

3. ERCP 是微创的，为什么会发生并发症

ERCP 是通过经口内镜来完成的一种微创手术，在体表不会造成任何伤口。有的人认为这和胃镜一样是非常简单、安全的操作，但事实上，ERCP 是内镜微创手术中最为复杂和高风险的手术。

首先，ERCP 所用的十二指肠镜是一种侧视镜，即镜头位于侧面，只能看到一部分视野。因此，不同于直视的胃肠镜，由于没有直观的画面，十二指肠镜操作起来较胃镜明显困难，且风险要大。由于胰胆管开口位于十二指肠降部，内镜需要通过食管、胃、十二指肠球部，然后才到达十二指肠降部。当患者存在解剖结构异常、管腔狭窄等情况时，很有可能发生黏膜受损甚至上消化道穿孔。

其次，由于胰胆管在十二指肠的开口非常小，且无法在内镜下被发现，这就需要操作医生凭自己的经验通过导丝引导进入胆管或胰管，从而导致操作困难。特别是在一些存在十二指肠乳头周围解剖异常或者是特别肥大或小的乳头时，插管过程可能会非常困难，甚至导致操作失败。由于进入胰管可能比胆管相对容易，插管过程中反复进胰管可能导致术后胰腺炎的发生，胰管显影、乳头水肿也是术后胰腺炎的高危因素，而重症胰腺炎可能危及生命。

再次，对于需要治疗的患者如胆总管结石特别是大结石的患者，由于胆管开口较小无法将结石取出，需要将乳头口切开和/或扩张，这个过程中存在发生出血和穿孔的风险。对于困难性胆总管结石，可能需要反复碎石、取石，操作时间长，这对于一些年老体弱的患者可能加大发生相应并发症的风险。

因此，尽管 ERCP 是一种微创操作，但我们并不能轻视其可能存在的风险，况且有些严重并发症可能致命。然而，总体而言，ERCP 还是比较安全的，对于

部分胆胰疾病相对外科手术而言具有较高的性价比。

（宛新建）

—— 专家简介 ——
宛新建

宛新建，上海交通大学附属第一人民医院消化内镜中心主任，消化内科副主任，医学博士、教授、主任医师。现任中国医师协会内镜医师分会委员、上海市医学会食管和胃静脉曲张治疗专科分会副主任委员、上海市医学会消化内镜专科分会委员及 ERCP 学组副组长。擅长消化道疾病的内镜诊治。

4. ERCP 与 MRCP 有什么不同

ERCP(经内镜逆行胰胆管造影术)与 MRCP(磁共振胰胆管造影术)均是针对胆管和胰管疾病的诊断方法，但两者所依赖的诊断机制不同。ERCP 是指借助于十二指肠镜将造影导管依次经口-咽-食管-胃-十二指肠-十二指肠乳头，最后插入到胆总管下段，注入造影剂后在 X 线下对胆管、胰管进行显像的一种检查方法。而 MRCP 是一种利用磁共振水成像技术对胰胆管显像的检查方法。

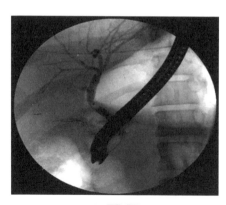
▲ ERCP

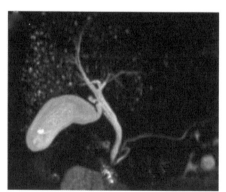
▲ MRCP

与 ERCP 相比，MRCP 和常规 CT、磁共振一样，是一种无创伤性、非侵袭性的检查方法，其不必注射造影剂、不要求特殊的操作技巧即可获得较理想的诊断信息，故易为患者接受。但其也有不足之处：①MRCP 只是一种诊断方法，不能对明确的某些疾病在诊断的同时行介入治疗，如不能作胰胆管梗阻引流、胆管取石、壶腹部肿瘤活检等；②对某些胆管、胰管内异常信号不能明确定性诊断，如某些特殊胆石、血块、肿瘤组织及气体混杂，不能明确区别，有时还会出现假阳性或假阴性结果；③患者体内有磁性物质的时候，则无法行 MRCP 检查。

与 MRCP 相比，ERCP 则是借助内窥镜直接对胆管、胰管进行造影，故其诊断更为直接，图像更为清晰立体，结论更为准确，对于难于明确性质或可疑病变，ERCP 还可以进行病理组织活检。

此外，ERCP 不仅仅是一种诊断方法，其更多应用于在明确诊断的同时对病变进行介入治疗。由于 ERCP 避免了传统的开腹手术，创伤小，手术时间短，并发症较外科手术少，住院时间也大大缩短，故深受患者欢迎。目前已成为胰胆疾病重要的治疗手段。ERCP 最大的缺点就是侵入性操作，有时难免会发生并发症，且其费用相对昂贵。

特别提醒

目前，综合两种方法的优缺点，在选择原则上，MRCP 更多应用于胰胆管疾病的诊断，在明确病变诊断后，选择 ERCP 进一步进行微创介入治疗。

（宛新建）

5. 如何预防 ERCP 术后胰腺炎

ERCP 术后胰腺炎（PEP）是 ERCP 最常见的并发症之一，在诊断性 ERCP 中发生率为 0.4%～1.5%，在治疗性 ERCP 中为 1.6%～30%。可疑奥迪括约肌功能障碍、女性、PEP 病史、年龄＜60 岁、肝外胆管不扩张等患者以及 ERCP 操作过程中困难插管和复杂性 ERCP 操作等情况是发生 PEP 的高危因素。

因此，预防 PEP 的首要措施是严格掌握 ERCP 的适应证，减少不必要的 ERCP 操作。此外，可从以下几个方面预防 PEP。

（1）为 ERCP 创造好的条件：抗感染治疗改善胆系感染；镇静止痛、解痉药使用及开展全麻下 ERCP 以提高操作效率，降低风险。

（2）药物预防：①非甾体抗炎药：非甾体抗炎药（NSAIDs）可以明显降低 PEP 的发生率，但考虑到 NSAIDs 有导致消化道出血等并发症的风险，因此需谨慎使用。②生长抑素：生长抑素是人工合成的生长抑素十四肽，具有较好的安全性，不良反应少见。在 ERCP 围手术期使用生长抑素可显著降低 PEP 发生率。③其他药物：包括硝酸甘油、奥曲肽、蛋白酶抑制剂等，可能对于 PEP 具有一定的预防作用。

（3）非药物预防：许多高质量的研究发现预防性放置胰管支架可降低 PEP 的风险，并且可能减轻 PEP 的严重度。

总的来说，只要我们能够严格选择适应证，创造好的术前准备及手术条件，注意术中精细操作，适当使用预防性药物及胰管支架置入，就能够将 PEP 的发生风险降到最低。

（宛新建）

6. 哪些胆总管结石适合 ERCP 取石

ERCP 下的胆总管取石术是在胆道造影的基础上，采用专用切开刀将胆管的开口——十二指肠乳头做一个不到 1 厘米的切口，或者进行开口处气囊扩张术，然后用特殊设计的网篮或球囊，将胆管内结石拉出到肠腔里，后者可以随粪便排出体外；对于一些较大的结石，可以用一些专用器械，先将结石弄碎，例如用碎石网篮将结石抓住绞碎，或激光/液电探头将结石击碎，然后再将结石碎片逐一清除至肠腔；对于结石特别大、特别多，或患者年迈、全身状况差、难以适应长时间操作的患者，也先在胆管内植入塑料支架，以解除胆道梗阻，消除感染，改善全身状况，为今后治疗创造条件。

相对于传统的外科手术方法，ERCP 具有治疗创伤小、恢复快、成功率高、重复性好等优点，是当前胆总管结石治疗的首选方法，尤其适合中老年患者、手术后肝外胆管残留结石或复发性的结石的患者、胆囊已经摘除的患者、不伴有肝内胆管狭窄或结石的患者。

有以下情况之一者手术的难度较大，成功率低，或长期疗效差，一般不适合 ERCP 取石。

（1）结石特别巨大、坚硬，充满整个胆管腔。

（2）胆总管下段有较长的狭窄者。

（3）先天性胆管囊状扩张症。

（4）原发性肝内胆管结石。

（5）胆囊/胆囊管结石。

（6）凝血功能障碍。

（胡　冰）

7. 肝内胆管结石也能通过 ERCP 治疗吗

肝内胆管是指人体左右两侧肝管汇合部以上的、位于肝脏内部的各个分支胆管(肝管)系统,根据肝脏的解剖部位可以分成不同肝叶、肝段的肝管,肝内胆管结石是指产生并聚集在这些肝管内的结石。肝内胆管结石不同于肝外胆管结石,因其部位深,结石往往多发并充满整支肝管,不活动,还经常合并该支肝管开口部位的成角和狭窄,因而通过 ERCP 进行取石非常困难,成功率极低,而且术后发生感染性并发症的风险较高。因此对于完全位于肝内的胆管结石患者,原则上不是 ERCP 治疗的指征。ERCP 仅适合于同时合并肝外胆管结石、发生急性胆管炎/胆源性胰腺炎的患者,用以清除肝外胆管结石,减轻胆道感染和梗阻性黄疸,缓解胰腺炎症状等。

目前,肝内胆管结石的治疗仍以手术治疗为主,以达到以下治疗目的: ①尽量取净结石;②在矫正胆管狭窄和解除梗阻的基础上作胆肠内引流术,以扩大胆管的流出道;③如病变局限于某肝叶可作肝叶切除,以彻底去除病灶。如果患者带有胆道引流管,如 T 型管或经皮肝穿刺胆道引流(PTCD)管,可以通过引流管窦道进行经皮胆道镜下的碎石和取石治疗。

(胡　冰)

8. 胆囊结石能通过 ERCP 取出来吗

胆囊是人体中用于储存和浓缩胆汁的器官,呈"盲袋"状,通过胆囊管与胆总管相连。在我国,胆囊结石的发生率为 7%～10%,胆囊结石经常会造成胆囊管阻塞和胆囊发炎,引起剧烈腹痛、呕吐、发热等症状;小的胆囊结石有时也会掉到胆管里,造成胆管炎、梗阻性黄疸或胆源性胰腺炎;长期的胆囊炎症和结石刺激还会诱发胆囊发生癌变,后者发展迅速,死亡率极高。因而胆囊结石不能小觑,一经发现应该及时治疗,目前较为规范并广泛采纳的治疗方法是将胆囊连同结石一并切除,可以通过开腹手术或腹腔镜手术的方式完成,一般不主张保留胆囊而单纯取出结石的治疗方法。

胆囊与胆总管之间的胆囊管十分细长和屈曲,此外还存在着螺旋状的瓣膜起到类似"开关"的作用。因而,从胆总管通过胆囊管插入到胆囊里十分困难,成功插入的概率不到 50%,另外即使进入到胆囊,由于胆囊管十分细长,能将结石取出来的可能性极小,所以 ERCP 不能常规用于清除胆囊内的结石,胆囊结石通常不是 ERCP 的适应证。偶尔胆囊管十分粗短,而胆囊结石较小、较少时可以尝试 ERCP 下胆囊取石。另外,对于一些高龄或有其他严重合并症的胆囊结石患者,不适合接受手术治疗,可以尝试通过 ERCP 在胆囊中植入支架或引流管,以控制感染,减轻症状,改善患者的危险状况。

(胡 冰)

9. 既有胆囊结石又有胆总管结石,该如何治疗

由于胆总管结石会引发诸如胰腺炎或重症胆管炎等严重并发症,因此治疗方面需要相对积极些。术前常规要做上腹部胆道磁共振检查(MRCP),观察结石分布的情况以及测量胆总管的直径。如果胆总管内径大于 8 毫米,则首选腹腔镜下的胆囊切除+胆总管切开取石术。这种术式的优点是能一次性地解决胆道病变,并避免内镜手术对奥迪括约肌的破坏,缺点在于部分患者术后需要留置 2 个月的 T 型引流管。

如果胆总管直径小于 8 毫米甚至更细,则腔镜下胆总管切开取石就比较困难,术后容易发生胆漏和胆管狭窄。这时首先考虑内窥镜手术(ERCP)+腹腔镜胆囊切除术(LC)的联合治疗。ERCP 通过内镜途径(和胃镜相似)到达十二指肠乳头并作乳头括约肌的切开,借助器械取出胆管结石。其优点在于微创、恢复快、术后不必长期置管等,缺点在于患者还要另外再做腹腔镜的胆囊切除手术,总费用较高。

具体实施过程中,根据患者以及医院的具体情况可以选择 2 个手术同期进行或分开做。如果选择分次实施的话,一般先行 ERCP 再做腹腔镜,两者间隔 3～5 天为宜。但在胆囊炎症没有得到有效控制的情况下,应积极抗感染治疗并间隔 2 周以上再行腹腔镜手术。

(张晞文)

—— 专家简介 ——

张晞文

张晞文,上海中医药大学附属曙光医院胰胆外科主任,医学博士。现任上海市医学会消化内镜专科分会委员及 ERCP 学组副组长、上海市中西医结合学会胰腺病专业委员会委员。擅长联合多种微创技术治疗各类胆胰疾病。

10. ERCP 为何能治疗黄疸

　　黄疸是由于胆红素代谢障碍而引起血清内胆红素浓度升高,导致皮肤、巩膜黄染的一种临床症状,表现为巩膜、黏膜、皮肤及其他组织被染成黄色并伴有尿色加深。黄疸的原因很多,最常见于肝脏和胆道疾病,某些血液疾病、胰腺疾病、产科疾病、新生儿疾病、药物损伤等也可导致黄疸。根据是否存在胆道阻塞,分成梗阻性和非梗阻性两类,前者需要外科介入治疗,后者主要靠内科治疗。

　　梗阻性黄疸常常由胆道结石、炎症、肿瘤等原因导致,胆道疏通是关键。ERCP 是借助内镜从口腔进入、经胃到达十二指肠乳头,通过特殊器械把引流管放入胆管打通梗阻,从而达到疏通胆道的效果。因此,大多数的梗阻性黄疸都可以通过 ERCP 来治疗。

　　部分患者由于梗阻完全、伴胆管扭曲或以前有消化道改道手术史,会导致ERCP 引流失败。这部分患者则可以选择 PTCD(经皮经肝胆道引流)穿刺的方法,将引流管直接放到梗阻近段扩张的肝内胆管,同样可以起到治疗梗阻性黄疸的作用。随着技术的进步,非常困难的病例还可以通过内镜超声辅助的方式进行胆道引流。

(张晞文)

11. ERCP 取石需要切开乳头括约肌,会造成什么影响

　　进食的时候,胆管和胰管分别输送胆汁和胰液经十二指肠乳头排入十二指肠帮助消化。而乳头括约肌就是上述消化液进入肠道的重要门户,其更重要的作用在于禁食状态下防止肠道内容物反流进入胰胆管造成逆行感染。ERCP 治疗胆总管结石时,绝大多数情况都要做括约肌的切开才能完成取石的任务。而理论上,所有的切开都会造成括约肌功能部分或完全的丧失,接下去可能发生的一系列问题包括结石复发、胆管炎反复发作甚至胆管癌变等,使得包括部分临床医生在内的许多人对这一术式的开展持反对意见。

　　到目前为止,对于胆囊结石和胆管结石的成因还缺乏全面的研究,尤其是对胆道的动力学研究基本空白。但是已经有一些研究证实括约肌功能的障碍、解剖异常是许多胆胰疾病发生的重要原因。切开这些病变的括约肌,解决胆胰液

的出路问题,成为治疗这部分胆胰疾病的关键。比如,临床上对于胰胆管明显扩张的病变行括约肌切开都获得了良好的治疗效果。数千例的大宗荟萃分析研究都证实,胆管结石复发、癌变和括约肌的切开没有显著的关联。

　　因此,对绝大多数胆管结石患者采取括约肌切开的方式治疗胆总管结石是安全、有效的。但是,对于胆管没有明显扩张的年轻患者,行括约肌切开还是应当持较为慎重的态度。

(张晞文)

12. 胆道梗阻应该选择 ERCP 还是 PTCD 治疗

　　胆管系统作为胆汁流出的唯一通道,一旦发生堵塞将导致阻塞性黄疸,长时间不能解除必然导致肝细胞损伤、甚至肝功能衰竭危及生命。导致胆道梗阻最常见的原因是:胆管结石、慢性胰腺炎、肝胆胰肿瘤、其他肿瘤转移继发胆道梗阻。

　　ERCP(内镜下逆行胰胆管造影术)的优点在于无体表切口、无体液流失、不必特别护理、长期留置生活质量高,可作为各类胆道梗阻的首选引流方式。预计生存半年以上的恶性肿瘤患者,选择性使用金属支架引流效果更佳;临时性选用鼻胆管外引流、可随时拔除。

　　ERCP 手术成功率为 90%～95%,常见并发症为出血、穿孔、胰腺炎,总体发生率约 5%,多数保守可痊愈。长期留置可有支架移位、支架堵塞、逆行感染等可能,必要时内镜下拔除或更换。

　　PTCD(经皮经肝胆管穿刺引流术)是在 B 超定位辅助下将引流管经皮肤和肝实质送至肝内胆管的一种外引流方式。优点在于可直观地记录胆汁引流量、颜色、有无感染(可胆汁培养),对胆道炎症刺激轻、对后期手术影响小;缺点是体液和电解质大量流失、继发内环境紊乱、伤口需护理、管道脱落可能。作为 ERCP 失败的重要补救手段,若肝内胆管扩张直径达 6 毫米以上,穿刺的成功率可达 98%,常见并发症为胆道出血、腹腔脏器出血和损伤、胆漏。对于拟行外科手术的患者,为减轻组织周围炎症,PTCD 可作为首选的过渡性胆道引流手段。

　　总的来说,ERCP 是治疗胆道梗阻的首选方式,PTCD 作为重要补救措施,在特定条件下优于 ERCP。

(张晞文)

13. 鼻胆管引流是怎么回事

正常情况下肝脏分泌的胆汁是通过胆管流出,进入十二指肠的。但当患病时,比如胆总管结石、胆管胰腺的肿瘤、慢性炎症等,都可能会导致胆管出现堵塞。一旦胆管堵塞,胆汁无法顺利排出,淤积的胆汁会损伤肝脏,并引起一系列临床症状,严重的可能导致患者死亡。

为了使胆汁能顺利排出,医生通常会给患者做逆行胰胆管造影术,也就是所谓的 ERCP 术,即通过十二指肠镜进行一系列微创手术。其中鼻胆管引流术就是 ERCP 下进行的一种快速引流胆汁的微创治疗技术。顾名思义,鼻胆管引流就是将一根塑料材质的引流管一端放置在堵塞胆管的近端,管子的另一端通过十二指肠、胃、食管,然后从鼻孔拉出体外,接负压引流袋,这样就可以把胆汁顺利引到体外,解决了胆道梗阻的问题。

一般情况下,鼻胆管引流是一种暂时性措施,当患者情况改善,为彻底解决引起胆道梗阻的原因,还需要进一步进行其他治疗,比如 ERCP 下取石、放置支架或者手术等,这就要根据不同的病因进行选择了。鼻胆管引流术的操作是非常安全的,并发症的发生率非常低,但是也有移位、打折等情况出现,就会导致胆汁引流不畅。鼻胆管的直径很细,大约 3 毫米,所以对患者来说不会引起明显的不适,当需要取出时,医生直接在患者体外就可以拉出鼻胆管,非常安全快捷。

(刘　枫)

—— 专家简介 ——

刘　枫

刘枫,海军军医大学附属长海医院消化内科副主任,医学博士。现任中华医学会消化内镜学分会 ERCP 学组成员,上海市医学会消化内镜专科分会 ERCP 学组成员兼秘书。擅长慢性胰腺炎、胆管结石、各种梗阻性黄疸的内镜微创诊疗。

14. 胆道支架有哪些种类,有什么区别

解除胆道梗阻的最好方法就是置入胆道支架,使得胆汁可以通过支架流至肠腔。为了增强引流效果、预防支架阻塞、甚至为达到治疗原发病的目的,各种

类型和材料的支架不断改进,包括各种材料的塑料支架、金属支架、药物或者带放射粒子支架以及生物可降解支架等。

胆道塑料支架置入方便、价格便宜,必要时还能取出。大部分塑料支架的直径为 5～11.5 Fr(3 Fr＝1 毫米),长度为 5～15 厘米,材质多为聚乙烯,也有聚氨酯和聚四氟乙烯的。最常用的塑料支架为带侧孔(Cotton-Leung 支架)和两端侧翼(圣诞树支架)的直型塑料支架。自膨式金属支架(SEMS)用不锈钢合金丝或镍钛合金丝编织而成的,可以压缩到一个直径 8 Fr 的输送系统中,完全张开后直径达 8～10 毫米,由于直径明显大于塑料支架,因此金属支架的通畅期远高于塑料支架。

为了防止肿瘤向支架内生长造成的支架阻塞,有的金属支架覆盖了硅树脂或聚氨酯膜。现覆膜金属支架的通畅期长于非覆膜金属支架,覆膜金属支架也可以用于良性胆道狭窄的治疗。当然现在还有一些支架上装载有放射粒子的药物,可以在引流胆汁的同时对原发疾病进行治疗。

(刘 枫)

15. 胆道金属支架不能取出来吗

金属支架是治疗胆道狭窄的有效措施之一。金属支架用不锈钢合金丝或镍钛合金丝编织而成的,可以压缩到一个直径 8 Fr 的输送系统中,完全张开后直径达 8～10 毫米,一般用于恶性胆道狭窄的治疗。

金属支架有裸支架和覆膜金属支架两种。裸金属支架由于金属丝编制的原因会有许多金属网眼,而覆膜金属支架外覆盖了硅树脂或聚氨酯膜,金属网眼被覆盖的膜完全包裹。金属裸支架一旦放入胆道内是无法取出的,就像冠状动脉狭窄后放置的支架一样。

金属裸支架不能取出主要是因为胆管肿瘤向网眼内生长或两侧过度生长,及上皮组织向金属网眼内增生。但是覆膜金属支架没有裸露的金属网眼,可以阻止组织向支架内生长,而且覆膜支架末端有一个金属回收环,在内镜下用鼠齿钳抓住这个环用力牵拉,可以将金属支架末端张开的喇叭口收缩,然后连同整个支架从胆道内取出。当然覆膜金属支架也有移位的可能,如果向胆管腔内移位,也可能导致支架取出困难,因此放完支架后定期复查是非常必要的。

特别提醒

放了金属支架后能不能做磁共振检查呢?磁共振仪器中由于存在强大的磁

场和共振,有可能造成体内有磁金属发热,产生异常电流,或者对其产生吸引力,造成移位。

但是目前的胆道金属支架多为镍钛合金成分,为弱磁性或无磁性金属,磁场对其产生的作用力十分微弱,因此若是能明确知晓所放置金属支架的成分,也不是都不能进行磁共振检查。

(刘　枫)

16. 放了胆道支架后为什么会发热

累及胆道的多种良、恶性疾病常常导致胆道梗阻,引起胆道感染和黄疸。胆道内支架置入术,即将不同材料的胆道支架置入胆道内,从而进行有效的减压以缓解患者临床梗阻症状。胆总管从其走形上可分为 4 段,最后与胰管汇合形成十二指肠乳头突入十二指肠肠腔内,十二指肠乳头内存在环形括约肌,医学上称为奥迪(Oddis)括约肌,该括约肌收缩可关闭胆总管下端,形成"保护性阀门"功能,可防止肠内容物反流进入胆道从而形成胆道感染(临床上可有腹痛、发热、黄疸等不适症状)。

胆道支架其一端位于肠道内,另一端置于胆道内,从而导致奥迪括约肌"保护性阀门"功能消失,使肠腔内容物因肠道压力高于胆道时反流进入胆道内,从而形成以发热为主的胆道感染。

此情况导致的胆道感染性发热多为一过性,随着肠道反流的改善,并经有效抗生素治疗后,可迅速缓解。但如经抗生素治疗,发热未见明显好转,特别是支架置入时间较长的患者,应警惕胆道支架移位、脱落甚至阻塞等可能,这样就必须通过置换支架来缓解患者的发热症状。

(张文杰)

—— 专家简介 ——

张文杰

张文杰,上海交通大学医学院附属新华医院内镜中心副主任,普外科胃肠病区主任,教授,医学博士。现任中华医学会外科学分会委员、上海市医学会食管和胃静脉曲张治疗专科分会委员、上海市医疗鉴定专家库成员、上海市中西医结合学会消化内窥镜专业委员会委员、美国胃肠内镜协会(ASGE)委员。

17. 为什么做过胃切除手术的人做 ERCP 会有困难

ERCP(内镜逆行性胰胆管造影术)是指将内镜经口插入十二指肠,通过十二指肠乳头导入专用器械,完成对胆胰疾病的诊断和治疗的技术总称。

十二指肠镜自口-咽-食管-胃-十二指肠顺序到达十二指肠乳头附近,从而完成各项操作技术,即"循腔进镜"原则,但是胃切除术后可因消化道重建(改道),十二指肠镜到达乳头的路径或长或成角变形,加上手术后腹腔内粘连等因素导致胃肠道解剖关系发生了根本性的变化,无法按照常规"循腔进镜",从而为ERCP 的操作增加了许多不确定因素,增加了 ERCP 的困难性。

（张文杰）

18. 胰腺炎患者能做 ERCP 吗

慢性胰腺炎是由于各种因素造成的胰腺组织和功能的持续性、永久性的损害。使胰腺组织出现不同程度的腺泡萎缩、胰管变形、纤维化及钙化,并出现不同程度的胰腺外分泌和内分泌功能障碍,从而出现相应的临床症状,主要以腹痛为主要临床症状。

慢性胰腺炎导致腹痛的主要原因有:①胰管扩张导致胰管内压力过高;②慢性胰腺炎多伴有胰管结石、胆管下端结石;③胰腺炎症侵及周围神经导致神经痛;④其他因素。其中前两种因素较为常见。

ERCP 通过胰管造影明确诊断,了解胰管扩张或狭窄的情况、是否有胰胆管结石等病因存在。另外通过十二指肠镜下于胰管内放置胰管支架或行胰管内取石术,解除胰管梗阻,控制腹痛发作,并能迅速缓解腹痛症状,提供了一种代替外科手术的治疗方法。

急性胰腺炎是比较常见的一种急腹症,其发病率占急腹症的前 5 位,主要原因有胆道系统疾病、大量饮酒、高脂血症、胰腺肿瘤等。其中急性胆源性胰腺炎在我国占 50%以上,其发病原因与胆管开口处被结石梗阻或乳头括约肌狭窄导致胰管高压、胰液引流不畅有关。

如果是胰管高压、胰液引流不畅引起的胆源性胰腺炎,通过 ERCP 下行内镜下乳头括约肌切开术,将胰胆管结石的取出,减轻了乳头开口的压力,解除了胰管梗阻,为疾病的转归起到了积极的作用,目前 ERCP 已经成为重症胰腺炎综合治疗中的重要组成部分。

(张文杰)

19. 胰管结石能通过 ERCP 取出吗

胰腺结石可分为真性结石(位于主胰管)和假性结石(位于胰小管),前者为胰管内结石,部分患者可通过内镜方法取出,后者为胰实质内钙化,通常无法用内镜的方法取出。真性结石可堵塞胰管引起上腹痛、腹泻及消瘦等症状。其治疗原则是缓解疼痛、去除结石、解除梗阻、通畅胰液引流和防止恶变。

拟行非手术主胰管引流的患者中约 50% 需清除堵塞的胰管结石,而 ERCP 是治疗真性胰管结石一线方法。主胰管结石可以通过单纯 ERCP 取石、单纯体外震波碎石(ESWL)或 ESWL 联合 ERCP 取石进行清除。直径<5 毫米的非钙化结石位于主胰管头、体部,且没有明显的胰管狭窄,这种结石在胰管括约肌切开后通常可用取石网篮或取石球囊取出。若结石直径>5 毫米,使用上述标准取石技术通常会导致结石嵌顿而无法取出。对这种结石应先行 ESWL 将胰管结石碎片化,其碎石成功率高达 93%,随后通过 ERCP 将结石碎片取出。

只有当 ESWL 碎石失败后才考虑内镜下胰管内激光或液电碎石术,其成功率为 47%~83%。内镜治疗后 6~8 周需评价治疗效果。如疗效欠佳则需多学科讨论(包括内镜医师、外科医师与放射科医师),决定是否需外科治疗。内镜及 ESWL 疗效不佳或禁忌者,胰管结石广泛位于胰管全程者,合并胰管多发狭窄、胰头肿块、胰性腹水、胰腺假性囊肿或疑有癌变者,通常需要外科手术治疗。

(高道键)

—— 专家简介 ——

高道键

高道键,海军军医大学附属东方肝胆外科医院内镜中心、消化内科副教授、副主任医师,东京医科大学访问学者。曾担任第六届中华医学会消化内镜学分会青年委员、第七届上海市医学会消化内镜专科分会委员、第七届上海市医学会食管和胃静脉曲张治疗专科分会委员、第六、第七届上海市医学会 ERCP 学组委员兼秘书、美国消化内镜学会(ASGE)国际会员。擅长消化内镜诊断与微创治疗,尤其是胆胰疾病的 ERCP 诊疗。

20. 壶腹部肿瘤能在内镜下切除吗

壶腹部肿瘤也称十二指肠乳头肿瘤,包括腺瘤/腺癌、淋巴瘤等,其中以腺瘤最为常见。壶腹部肿瘤的恶变率为 20%～30%,故一旦发现壶腹部肿瘤,需进行活检。但活检阴性也不能排除癌变。

以往,此类肿瘤的治疗常采用外科手术,但手术治疗并发症的发生率与死亡率比较高。而内镜下壶腹切除术并发症的发生率及病死率低,故内镜下切除被越来越多的人所接受。

通常内镜下切除主要适用于<4.0 厘米的、无导管内累及的良性壶腹病变,及黏膜高级别上皮内瘤变和局部早癌病变。内镜下切除范围局限于大乳头胰胆管开口周围组织及相邻十二指肠壁的黏膜和黏膜下层,目的是实现对肿瘤的完全切除,切缘无异常,其成功率约为 80%。

对于拒绝手术或非外科手术适应证的壶腹恶性肿瘤患者,也可考虑行内镜下治疗。但若存在肿瘤明显转移、肿瘤浸润超过黏膜下层及导管内肿瘤(一般管内病变≥1 厘米)为内镜下切除的绝对禁忌证。肿瘤大小>5 厘米、无法及拒绝外科手术的早期 T1 期恶性壶腹部肿瘤、术后随访依从性差的患者,为内镜下切除的相对禁忌证。完成内镜下切除后,应根据切除标本的组织病理学结果决定是否需要进一步的治疗。因壶腹部肿瘤内镜切除术后存在一定的复发率,故需长期的术后内镜随访,尤其在 6 个月内。

(高道键)

21. 胆管癌有哪些非手术治疗的方法

胆管癌最有效的治疗方法是根治性切除,但多数患者明确诊断时已无根治性手术的机会。因此以重建胆汁引流为中心的姑息性治疗是胆管癌治疗的重点,可减少胆道感染、解除黄疸、改善患者生活质量等。

目前经内镜或经皮经肝胆道支架置入是最常用的恢复胆道通畅的治疗手段。上述方法失败时也可尝试超声内镜引导的胆道减压。在解除黄疸、改善肝功能的情况下还可考虑针对肿瘤的全身与局部治疗。放疗在胆管癌中有所应用,但胆管癌对放疗敏感性欠佳。至于化疗,目前认为顺铂联合吉西他滨治疗晚期胆管癌疗效较好,但放、化疗不良反应相对较大。

此外,较有效的局部区域疗法包括胆管射频消融(RFA)与光动力治疗(PDT)。RFA可经皮或经内镜用于胆管癌的姑息性治疗,已有研究证实RFA可延长胆管癌患者的生存时间。PDT是一种选择性地破坏局部肿瘤细胞、对患者伤害较小的治疗方法。

PDT治疗不可切除胆管癌,但可明显延长患者的生存期。RFA与PDT的不良反应相对放、化疗明显要小。另外,针对胆管癌发生机制的免疫疗法的发展迅速,临床初期试验已取得一定的疗效,前景十分广阔。以上的治疗方法特点不一,各有优劣,需根据患者进行个体化的治疗,以达到疗效最大化、不良反应最小化的目的。

(高道键)

22. 如何治疗奥迪括约肌功能障碍

根据患者临床表现及其病因和发病机制,奥迪括约肌功能障碍(SOD)分为胆管括约肌功能障碍(B-SOD)和胰管括约肌功能障碍(P-SOD)。对于B-SOD,因侵入性治疗的风险及疗效不确定,保守治疗是首选方法。可选用硝苯地平、曲美布汀、丁溴东莨菪碱等药。

最近研究发现度洛西汀治疗B-SOD取得可喜的结果。曲美布汀联合硝酸甘油治疗B-SOD可使约77%患者避免内镜下括约肌切开(EST)治疗。如药物治疗无效,且括约肌测压提示胆管括约肌压力升高者可考虑行ERCP下EST,但对压力正常的患者EST效果欠佳,且ERCP术后并发症的发生率明显增高。手术行乳头括约肌成形术有一定疗效,但目前已基本被内镜下治疗所取代。

对于怀疑P-SOD者,应全面检查以除外其他原因导致的急性胰腺炎。如多次全面检查后考虑P-SOD是急性复发性胰腺炎病因者,应避免可能导致急性胰腺炎发作的因素,如饮酒、使用麻醉剂等。可使用解痉药和钙离子通道阻滞剂,但其疗效有限。

如果括约肌测压提示压力升高,括约肌功能障碍的确是急性复发性胰腺炎的病因,在患者充分虑及ERCP的风险及短期与长期并发症的基础上可行EST,通常胆管括约肌切开即可有效降低胆管括约肌压力,不需要再行胰管括约肌切开术。单纯胆管括约肌切开与胆、胰管括约肌双切开相比,其疗效相似但短期与长期并发症更低。

(高道键)

穿｜"腔"｜透｜"壁"｜ ——｜超｜声｜内｜镜｜篇｜

23. 什么是超声内镜

与胃镜或肠镜检查相似,超声内镜检查也是一种应用内窥镜对身体进行检查的方法。我们平时所说的"B超检查"是由超声科医生用一个类似"棒槌"的超声探头(能发射超声波)放在皮肤上"由外向内"地对身体里面的脏器(比如胆囊、肝脏、肾脏、甲状腺及子宫等)进行超声波扫描以发现这些器官的病变。超声内镜检查则是结合了"B超"与胃肠镜检查两种常用临床检查方法的一种特殊检查,能观察到普通胃镜或肠镜所不能看到的病变。

与"B超检查"相反,超声内镜是在胃肠道腔内"由内向外"进行超声波扫描,同时还能进行胃镜或肠镜检查。

超声内镜有两种类型。一种是专用的超声内镜,这种超声内镜与普通的胃镜相似,但在其头端安装了一个固定的小型超声波探头(长度1~2厘米,粗细约1厘米);像做胃镜或肠镜检查那样,医生需要把超声内镜经口腔伸入到食管、胃或十二指肠中,也可经肛门将超声内镜伸入至直肠或结肠腔内,然后开启超声波扫描;这种专用的超声内镜探测的距离比较远,因而不仅能检查食管或胃肠管壁的病变,还能用于检查胰腺、胆道、肾脏等胃肠道外面的器官。

除此之外,还有一种粗细约2毫米、长度2米左右的超声波微探头导管,可在做普通胃镜或肠镜检查时将其经胃镜或肠镜的内部孔道伸入到胃肠道内进行超声波扫描,但这种"导管"型超声探头所探查的范围有限,通常只适用于检查胃肠道管壁的病变。

(金震东)

—— 专家简介 ——

金震东

金震东,海军军医大学附属长海医院消化内镜中心副主任,教授,主任医师。

曾担任第十七届国际超声内镜大会执行主席,现任亚太超声内镜联盟执委、中华医学会消化内镜学分会副主任委员及超声内镜学组组长、中国医师协会消化医师分会主任委员、中国医师协会消化内镜医师分会副主任委员、中国医师协会消化医师分会常务委员、上海市医学会消化内镜专科分会主任委员。

24. 超声内镜检查能派什么用处

普通的胃镜或肠镜检查只能对食管、胃、部分十二指肠和大肠(直肠和结肠)内皮表面进行观察,对于食管和胃肠道管壁内的病变或食管、胃肠道壁外的其他内脏器官(比如纵隔、胰腺、胆管等)是无法观察到的。就好比只能看到家里墙壁表面有没有问题,而无法看到墙内和墙外的问题。对于体内这些胃镜或肠镜无法到达也无法观察到的"区域",医生常常通过 X 线扫描、体外超声波扫描或磁共振来进行检查。

由于其特殊的结构和功能,超声内镜检查不仅能像胃镜或肠镜那样观察食管、胃、部分十二指肠和大肠的内皮是否存在病变,还能对食管壁、胃壁、部分十二指肠肠壁和大肠肠壁及壁外的器官,如胰腺、胆管、部分肝脏、肾脏、脾脏、纵隔、后腹膜、盆腔等区域进行超声波扫描。若采用长度约 2 米的小肠镜和超过 2 米的超声微探头导管,则可以对深部小肠的肠壁内病变进行超声波扫描。

超声微探头导管虽然可以借助普通胃镜或肠镜进行超声内镜检查,但却是一个"近视眼"(其发射出的超声波探测距离较短,一般只有 2～3 厘米),而获得的超声波图像清晰度较高,因而超声微探头导管主要适用于食管和胃肠道管壁的探测。

与此相反,内镜头端安装了固定超声探头的超声内镜则是一个"远视眼"(其超声波探测距离较远,可达到 5～6 厘米),因而还能用来观察胰腺、胆管、部分肝脏、肾脏、脾脏、盆腔、后腹膜和纵隔部位的病变。不仅如此,医生还能借用这种超声内镜发出的超声波引导对食管和胃肠道管壁内外的病变进行细针穿刺,用以获得病变(例如肿瘤)的细胞和组织来明确诊断,甚至还可以进行肿瘤的局部治疗、囊肿的引流等许多治疗方式。

超声内镜可谓是一个"多面手",能做到普通胃、肠镜所无法做到的事情,是医生手上非常有用的"特种武器"。

(金震东)

25. 超声内镜跟胃镜或肠镜检查一样吗，做起来危险吗

超声内镜的检查方式与胃镜或肠镜检查相似却又有所不同。在检查食管、胃、部分小肠、胰腺和胆管等时需要将超声内镜经口插入，因此与胃镜检查一样需要在检查前禁食至少6个小时；检查大肠(直肠和结肠)和盆腔内病变时则需要将超声内镜经肛门插入大肠内，与肠镜检查一样需要提前做好肠道准备(服用泻药以排空肠道内的粪便)。

在发现胃肠道内皮表面的病变(比如溃疡、肿瘤等)后超声内镜同样能进行病理取检，即将一根特殊的导管(活检钳)经胃镜或肠镜内部的孔道伸出夹取小块病变组织送显微镜检查。超声内镜在检查过程中同样可以采用肌肉或静脉注射镇静药物，以减轻或避免检查带来的痛苦。

与胃、肠镜检查所不同的是超声内镜所要检查的内容和范围要比胃镜或肠镜来得多，除了观察胃肠道黏膜表面有无病变外，还要用超声波对胃肠道管壁和(或)管壁外的脏器(比如胰腺、胆管、肝脏、后腹膜等)进行超声扫描，因而检查时间通常长于普通胃镜或肠镜检查。

在检查过程中，医生有时需要在胃肠道内注入少量的水以便于超声波检查(水能传导超声波)。在需要的情况下，超声内镜还有一项"隔山打牛"的本领，具体来说就是医生在超声内镜所发出的超声波引导下用一根细针经食管壁、胃壁或肠壁对管壁内或管壁外的病变(比如肿瘤)进行穿刺，获取病变的细胞和(或)组织送显微镜检查(超声内镜引导下的细针穿刺术)或者进行治疗，这是普通胃镜或肠镜无法做到的。

总体来讲，超声内镜检查的安全性与普通胃镜和肠镜检查相比并无大的区别，尽管超声内镜引导下的细针穿刺术可能会产生出血、感染、胰腺炎(穿刺胰腺病变时)等不良后果，但发生率通常非常低。

(金震东)

26. 听说现在可以用超声内镜来治疗肿瘤，是真的吗

超声内镜就是一种结合了普通内镜与超声波扫描两种功能的检查方法。它

可以在做胃镜或肠镜的同时,隔着胃肠壁对周围的组织器官,如胰腺、肝脏、胆管、胆囊、纵隔等进行超声扫描,以了解这些组织器官有无病变。与传统腹部B超相比,因为少了腹壁脂肪、肠道气体、骨骼等的干扰,超声内镜获得的图像更清晰,对一些微小病变也更敏感。

目前,超声内镜引导下细针穿刺技术已非常成熟,就是在超声实时引导下将细针穿刺入病灶内,取出病灶内的组织细胞来明确诊断的方法。该方法已被广泛用于消化道黏膜下肿瘤、纵隔及胰腺病变等的诊断。在此基础上,在超声内镜引导下还可通过细针向肿瘤内注射某些药物或通过细针导入某些治疗器械以达到局部治疗肿瘤的目的。这些治疗方法也已被广泛用于晚期肿瘤尤其是晚期胰腺及胆道肿瘤患者的治疗。

超声内镜确实可以用来治疗肿瘤。比如,针对胰腺癌,可进行超声内镜引导下细针注射治疗(注射化疗药、免疫制剂或生物制剂等)、超声内镜引导下射频消融治疗、超声内镜引导下光动力学治疗、超声内镜引导下放射性粒子植入术、超声内镜引导下金标置入术、超声内镜引导下腹腔神经节阻滞术、超声内镜引导下胰管穿刺引流术等。对于胆管癌引起的胆管梗阻而传统胆管引流方法失败的患者,可进行超声内镜引导下胆管穿刺、置管引流术。这些治疗使一些高龄、不能耐受外科手术,或是丧失外科手术时机的患者获得了更多的治疗机会。

(郭杰芳 金震东)

27. 胰腺癌开不了刀,却能用超声内镜来治疗吗

对于无法手术切除或不愿意接受手术的胰腺癌患者,可在超声内镜引导下进行局部治疗,主要有以下几种方法。

(1) 超声内镜引导下细针注射术:该方法就是通过细针向肿瘤局部注射无水酒精(乙醇)、化疗药物、免疫制剂或其他抗肿瘤药物,使肿瘤组织发生坏死,使肿瘤生长得到控制。

(2) 超声内镜引导下射频消融治疗:通过细针穿刺将射频探头插入肿瘤内,通电后使肿瘤局部温度迅速升高(100~120℃),从而使肿瘤发生热凝固性坏死。

(3) 超声内镜引导下放射性碘粒子植入术:在超声内镜引导下通过细针穿刺将一些特殊的、有放射线的金属碘粒子放入肿瘤病灶内,这些碘粒子在肿瘤组织局部发出高剂量射线,杀死肿瘤细胞,而且这种射线有效照射距离很短(1~1.5厘米),所以对周围正常组织如肠道、肠系膜血管的影响很小,减少了并发症

的发生。

(4) 超声内镜引导下金标植入术：通过细针穿刺将不透 X 线的金属粒子放入胰腺癌瘤体内,然后通过对这些金属粒子的追踪来精确定位肿瘤,这为胰腺癌的立体定向放射治疗提供了可靠保障,可实现胰腺癌的精确放疗,减少放疗对胰腺周围正常组织的损伤。

(5) 超声内镜引导下腹腔神经节阻滞术：对于有剧烈腹痛的胰腺癌患者,可以在超声内镜引导下向腹腔神经节注射无水酒精(乙醇),使神经节凝固坏死,从而达到减轻疼痛、提高生活质量的目的。

(6) 超声内镜下胰胆管穿刺引流术：对于胰腺癌引起的胰胆管梗阻,传统胰胆管引流方法失败的患者,还可进行超声内镜引导下胰胆管穿刺、置管引流术。

（郭杰芳　金震东）

28. 胰腺癌腹痛难忍，听说超声内镜能止痛，真的吗

胰腺癌是一种嗜神经肿瘤,易向腹膜后侵犯,浸润腹腔神经丛,从而引起顽固、剧烈的上腹疼痛及腰痛,严重影响胰腺癌患者的生活质量。

临床上常应用吗啡等强止痛药物治疗,但随着病情的进展,药物的止痛效果会越来越差。有些患者即使加大了止痛药的剂量,仍不能很好地控制疼痛,或加大止痛药剂量后出现了严重的不良反应,无法耐受。

这时就可以进行超声内镜引导下腹腔神经节阻滞术,就是在超声内镜引导下向腹腔神经节注射无水酒精(乙醇),使其暂时或永久地毁损,从而达到阻滞神经、缓解疼痛的目的。该方法因为直接破坏传导腹痛的神经元,因此近期止痛效果确切,是缓解胰腺癌所致腹痛的安全有效的方法。

（郭杰芳　金震东）

29. 胆囊发炎化脓了，能用超声内镜治疗吗

急性化脓性胆囊炎是各种原因导致的胆囊管阻塞和细菌侵袭诱发的急性胆囊炎症,因胆汁排出障碍导致胆囊内压力增高,在此基础上继发胆囊壁充血、水肿及脓性渗出,病情进展迅速,患者常常出现剧烈的右上腹痛及寒战、发热,严重时可出现胆囊破裂、穿孔及重症感染等严重并发症。

临床上,对于药物不能有效控制的急性化脓性胆囊炎常常需要外科手术(腹腔镜胆囊切除或开腹胆囊切除)。但大多数急性化脓性胆囊炎为老年患者,常常合并心肺功能障碍,一般情况差,不能耐受常规外科手术。此时,胆囊引流成为非手术患者的最佳选择。

目前,临床应用最多的是经皮经肝引流(PTGBD),即在B超引导下经体表穿刺胆囊并植入引流管引流,该方法成功率高、有效率高,但存在患者术后护理困难、术区疼痛、引流管移位及拔管困难等情况,此外该方法不适于合并大量腹水的患者。

随着内镜技术的快速发展,基于逆行性胰胆管造影(ERCP)技术的经十二指肠乳头引流(ETGD)成为胆囊引流的另一手段,该方法是在内镜下经十二指肠乳头将导丝植入胆囊后放置鼻胆囊引流管,该方法创伤小、有效率高,但常常因胆囊管炎症、扭曲导致导丝无法有效进入胆囊,技术成功率相对较低,且患者术后因鼻胆囊管刺激导致明显不适感。

近年来,超声内镜(EUS)引导下经胃肠壁引流(EUS-GBD)成为胆囊引流的新方法,该方法是在胃腔或十二指肠腔内以超声引导穿刺胆囊,并植入引流管或金属支架引流,机制类似于PTGBD,成功率、有效率与PTGBD相当,并有效克服了术区疼痛、术区护理困难、拔管困难等诸多难题,逐渐成为胆囊引流的理想术式。但EUS-GBD技术对操作医师具有较高的要求,目前国内仍只有少数大型医院才能开展。

总的来讲,对于不能开刀的化脓性胆囊炎老年患者,胆囊引流是有效的治疗手段,但具体术式选择应结合患者的病情、经济条件及当地医院技术水平来综合考量。

(王　伟　金震东)

30. 胰腺炎后并发胰腺囊肿，能用超声内镜治疗吗

急性胰腺炎患者恢复期复查经常会发现胰腺周围出现包裹性囊肿,有单个或多个,大小不一。约20%的胰腺假性囊肿可在早期吸收消散,但大多数在6周以后形成慢性囊肿,自行吸收消散少见,并容易出现各种严重并发症,包括囊肿破裂及出血、囊肿感染形成脓肿、压迫周围脏器及组织形成梗阻、压迫周围血管引起静脉曲张或静脉血栓等。有研究表明:随着时间的延长,胰腺假性囊肿的并发症发生率逐渐增高。因此,临床上多主张对胰腺假性囊肿进行及时有效

的治疗。

目前,胰腺假性囊肿的处理方法主要包括外科手术、经皮穿刺引流、内镜引导下引流等多种手段。外科手术曾是胰腺假性囊肿及脓肿的唯一治疗手段,但因其创伤大、并发症多、死亡率高,逐渐被一些微创的非手术治疗方法所取代。B超引导下经皮穿刺引流存在置管时间短、引流效果欠佳、复发率高等缺点,已经较少采用。

近年来,随着介入性超声内镜技术及器械的快速发展,超声内镜引导下胰腺假性囊肿引流术日臻成熟,该方法是在胃腔或十二指肠腔内以超声引导穿刺囊肿并植入支架引流。尤其是大孔径双蘑菇头金属支架的出现,有效解决了支架堵塞、支架移位等问题,普通胃镜还可经支架孔道进入囊肿腔内清理坏死物质,从而加速囊肿愈合。目前,超声内镜引导下的腔内(经胃或经十二指肠)引流术已经成为症状性胰腺假性囊肿的首选治疗方法。

（王　伟　金震东）

31. 超声内镜和普通胃肠镜有什么区别

普通胃肠镜只能看到消化道黏膜层的病变,而对于黏膜下层、浆肌层甚至消化道腔外的病变无法直接观察。超声内镜(EUS)是将内镜和超声相结合的消化道检查技术,将微型高频超声探头安置在胃镜顶端,可以紧贴消化道内壁,清晰观察胃肠道的层次结构以及周围邻近脏器的病变情况。相较于普通超声,又能够避免腹壁及消化道气体的影响,以获得较清晰的图像。

超声内镜结合超声内镜下细针穿刺活检技术,还能获得目标病灶的细胞和组织以完成病理学诊断。在胃镜直接观察消化道黏膜病变的同时,实时扫描获得胃肠道的层次结构的组织学特征及周围邻近脏器的超声图像。必要时可通过超声内镜下细针穿刺/活检技术(EUS－FNA/FNB),在超声引导下以细针通过内镜管道穿刺入目标组织,获取目标的细胞和组织用于病理诊断。

（钟　良）

—— 专家简介 ——

钟　良

钟良,复旦大学附属华山医院消化内镜中心主任、消化内科副主任,复旦大学附属华山医院北院副院长兼消化科主任,主任医师、教授。现任中华医学会消化内镜学分会委员及超声学组成员,上海市医学会消化内镜专科分会候任主任委员,上海市医学会消化系病专科分会委员,上海市中西医结合学会胰腺病专业委员会副主任委员。

32. CT 检查发现胰腺"肿块",为什么还要做超声内镜

胰腺位置较深,属于后腹膜脏器。常规的腹部超声可能由于腹壁脂肪和胃肠道内气体的干扰,无法清晰地观察胰腺病变。

虽然 CT、MRI 等断层影像技术能够大幅提高胰腺疾病的诊断率,但是缺乏活检使得仍有很大比例的胰腺疾病无法精确诊断。超声内镜的出现可以解除以上两点困扰,通过在胃肠道内近距离观察胰腺,判断疾病的性质,必要时又通过超声内镜引导进行细针穿刺活检,对胰腺占位性病变的诊断有较高的价值。

目前,超声内镜在胰腺肿瘤诊断中占了非常重要的地位。

(钟 良)

33. 腹痛做了 B 超检查,为什么有时候还要做超声内镜

我们通常所说的"B 超检查"是由医生将一个超声探头放在腰腹部皮肤上对腹腔内的器官(比如肝脏、胆囊、脾脏和肾脏)进行超声波扫描检查。

体外 B 超检查可不是万能的,首先,体外发射的超声波容易受到胃肠道内气体的干扰,无法看清胃肠道内部;其次,有些内脏器官(比如胰腺、胆总管下段)被胃或肠道遮挡,体外发射的超声波同样无法看到这些部位。第三,在皮肤外对"肚子"里面的器官进行超声波扫描,观察距离较远,有时候无法看清病变。第四,在需要对一些位置比较深的内脏(比如胰腺)器官进行细针穿刺时,有时很难避免损伤周围器官或血管结构。

与体外 B 超检查"由外向内"发射超声波进行检查不同,超声内镜检查是在胃肠道内"由内向外"发射超声波进行扫描。这样一来不仅能检查胃肠道内皮或管壁的病变,更特别的是还能将胃肠道内的气体吸去,以避免气体对超声波扫描的干扰,因而还能隔着胃肠道管壁这堵"墙"对胰腺、胆管等其他部位用超声波进行"抵

近侦查",能观察到体外B超无法看到的一些部位(比如胰腺和胆总管下段等)。

除此之外,超声内镜所发出的超声波频率要高于体外B超的频率,因而获得的超声波图像更加清晰,尤其对于一些微小病变,比体外B超看得更加清楚。在需要时,医生还可在超声内镜发出的超声波指引下隔着胃肠道管壁对内脏器官(比如胰腺、胆总管等)上的病变进行近距离细针穿刺或治疗,穿刺时不会引起疼痛,也不需要在穿刺部位注射麻药。

(孙　波)

—— 专家简介 ——

孙　波

孙波,海军军医大学附属东方肝胆外科医院消化科副主任医师,副教授。现任中华医学会消化内镜学分会超声内镜学组委员、上海市中西医结合学会消化内镜专业委员会委员兼秘书、上海市医学会消化内镜专科分会 EUS 学组成员、亚太 ERCP 联盟秘书、美国消化内镜学会(ASGE)会员、美国胃肠病协会(AGA)会员、欧洲消化内镜学会(ESGE)会员。擅长消化系统疾病,尤其是胆道和胰腺疾病的内镜诊治。

34. 胰腺上长了个囊肿，为什么要做超声内镜

经常听人说,现在胰腺上长"囊肿"的患者越来越多,其实未必是胰腺"囊肿"的发病率越来越高,更多的是由于医疗科技的发展,医生手里的仪器越来越精良,可以发现很多以前没有办法发现的胰腺病变。这些精良的武器包括我们所熟悉的 CT、磁共振等检查,现在又多了一种检查胰腺的"利器"——超声内镜。

胰腺的"囊肿"分良性、恶性,还有目前虽然是良性但将来有癌变倾向或潜质的不同种类型,对于恶性的或有潜在恶性的囊肿多需要手术切除,所以判断胰腺囊肿的性质极为重要。胰腺位于胃和十二指肠后方,隐藏的位置比较深,普通B超检查容易受到胃肠道内气体的干扰而无法看清胰腺病变,而目前常用的腹部CT和磁共振检查对直径小于2厘米的胰腺病变不容易看清楚,尤其很难看清病变的细微特征,而某些"囊肿"的细微特征则有助于医生判断胰腺囊肿的良恶性。有时医生为了明确胰腺"囊肿"是哪一种类型或有无癌变,不得不需要对胰腺"囊肿"进行细针穿刺来获取囊肿内的液体、内皮细胞或组织进行显微镜观察(病理学诊断),而要通过体外B超或CT引导经皮肤穿刺位置很深的胰腺病变却非常困难。

由于胰腺紧贴在胃和十二指肠后方,超声内镜可以在胃内或十二指肠内隔着一层薄薄的胃壁或肠壁以最近的距离"贴身"观察胰腺,因而能看到胰腺囊肿内部的细微结构(比如囊肿内有没有结节、囊肿有无跟胰管相通等),从而帮助医生判断囊肿的性质以及有无癌变的迹象。在需要的时候,还可以用超声内镜隔着胃壁或十二指肠肠壁以最近的距离对囊肿进行"精准"穿刺,获取囊肿内的液体、细胞和组织化验以判断有没有癌变及是否需要手术切除,甚至还可以对不能手术的恶性或潜在恶性胰腺囊肿进行治疗,比经皮肤远距离穿刺更精确也更安全。

(孙　波)

35. 急性胰腺炎为什么要做超声内镜

引起急性胰腺炎的原因有很多,其中比较常见的原因之一是胆管内结石。胆管内结石,尤其是小结石甚或是泥沙样的微小结石会嵌在胆管和胰管的开口处,堵塞了胰液的流出而引起急性胰腺炎。发生这种情况后,若能在发病 24 小时内行内镜治疗,取出胆管内结石,可以缓解或减轻急性胰腺炎的病情甚至阻止胰腺炎进一步加重。然而,很多胆总管内的小结石很难被体外腹部 B 超、CT 或磁共振所发现,而超声内镜在发现胆总管内直径 5 毫米以下的小结石方面要比其他检查灵敏得多,可以为医生确定急性胰腺炎下一步的治疗提供"优质情报"。

有时候,急性胰腺炎也可以是由于胰腺上长了个肿瘤并堵塞了胰管所造成,超声内镜是目前检查胰腺肿瘤最灵敏的方法(可以发现直径 4～5 毫米的微小胰腺肿瘤),自然对肿瘤造成的急性胰腺炎有极大的帮助。

特别提醒

急性胰腺炎发作期胰腺肿胀很明显,会干扰超声波判断,若要排除有无胰腺的小肿瘤,建议在急性胰腺炎愈合后一段时间(1 个月以后)再行检查。

除此之外,当急性胰腺炎比较严重(比如发生了胰腺组织的坏死),胰腺组织坏死的区域会形成"假性囊肿"或坏死物被身体组织包裹(包裹性坏死),或其内部细菌繁殖造成感染并化脓(脓肿),若经久不愈且造成腹痛等不适,也需要借用超声内镜经胃壁或十二指肠壁进行穿刺引流。

(孙　波)

36. 出现皮肤、眼睛发黄，为什么要做超声内镜

出现了皮肤、眼睛发黄，往往就是我们通常所说的"黄疸"。造成黄疸的原因有很多，比如肝脏的病变(肿瘤、病毒性肝炎、药物性肝损等)、胆囊或胆管的病变(肿瘤、结石)、胰腺(胰腺肿瘤、慢性胰腺炎等)或壶腹部肿瘤等。

出现黄疸后，医生需要做一些检查来找出造成黄疸的病因，包括采用腹部 B 超、CT 或磁共振检查来判断黄疸是不是由于胆道梗阻所造成的(梗阻性黄疸)。造成胆道梗阻或梗阻性黄疸的原因有良性的病变(比如慢性胰腺炎、胆管炎症、胆管内结石、手术或外伤造成的胆管狭窄)也有恶性的病变(比如常见的胰头癌、胆管癌、胆囊癌等)，多数情况下腹部 B 超、CT 或磁共振检查能帮助医生判断有无胆道梗阻以及造成梗阻性黄疸的病因。然而，有时候这些影像学检查并不能找出造成梗阻性黄疸的病因或不能明确判断病变是良性还是恶性，这时候就需要发挥超声内镜的优势。

超声内镜能在胃或十二指肠内贴着一层薄薄的管壁用超声波对胆管和胰腺进行"抵近侦察"，常常能发现腹部 B 超、CT 或磁共振所看不到的、引起胆道梗阻的微小病变，对胆管、胰腺及壶腹部的病变也看得更加清楚，还能帮助判断胆管或胰腺肿瘤发展到了哪一个阶段。在需要的情况下，医生还能借助超声内镜对胰腺或胆管上的肿块进行细针穿刺，获取病变的细胞和组织送显微镜检查，来明确病变的性质。

(孙　波)

37. 胆管堵了，是否有不在肚子上插管的引流方法

胆汁是肝脏产生的，正常情况下通过胆管排到肠道内帮助消化，胆管如果生了肿瘤或者由于炎症、外伤出现了管腔狭窄就会导致胆汁淤积在胆管内，时间长了不仅胆汁会进入血液造成皮肤、眼白发黄(黄疸)并损伤肝脏，还可能出现胆管内细菌繁殖引起感染(胆管炎、败血症等)，若不及时处理极有可能会危及生命。当出现这些情况后想办法把胆汁从胆管内引流出来是治疗的关键。

怎样才能把淤积的胆汁引出胆管外呢? 医生常用的有几种办法。第一种是通过内镜治疗，即用一根特殊的胃镜(十二指肠镜)经口伸到十二指肠内，从胆管

在十二指肠壁上的开口处将引流管或支架放置入胆管内,从而打通胆道梗阻,使胆汁还按原来的"道路"排到肠道内,这种方式是目前医生最常用的办法,又称为ERCP。第二种比较常用的办法是经皮肤用细针穿刺进入肝脏内部的胆管,然后置入引流管把胆汁引流到体外,又称PTCD。这种方法虽然有效,但因为在肚子上拖了一根管子,在一定程度上会影响患者的生活质量,时间长了还会造成胆汁丢失而不利于胃肠道内食物营养的吸收。除此之外,手术切除病变的胆管或把胆管连接到小肠其他部位也是选择之一。然而,这些方法各有优点和缺点,有时候会出现治疗失败或无法完成的情况。

现在医生又多了一种新办法,即采用超声内镜在胃内或十二指肠内隔着一层薄薄的管壁用细针穿刺肝脏内或肝脏外的胆管,然后置入支架或引流管将胆汁引流到肠道或胃内,又称超声内镜引导的胆管引流术。

这种新方法相当于医生在胆管和胃肠道之间打通了一个"隧道",而超声内镜就是打通这个隧道的必备工具,适合用于上述ERCP或PTCD无法完成或治疗失败的情况。

(孙 波)

38. 胃镜或肠镜报告上说有"黏膜下隆起"怎么办

胃镜或肠镜报告上的"黏膜下隆起"指的是胃肠道内皮下,即管壁内的病变或者管壁外的病变压迫管壁后造成的隆起,表面往往和周围的内皮无明显差别,而我们通常所说的"息肉"则是起源于胃肠道内皮上(黏膜上)的病变。

常见的造成这种"黏膜下隆起"的病变包括胃肠道管壁内的一些肿瘤(比如平滑肌瘤、间质瘤、脂肪瘤、神经源性肿瘤、纤维瘤、血管瘤、类癌、转移瘤等)或者是非肿瘤性病变(比如异位胰腺、静脉曲张、囊肿、血肿或脓肿等),还有一些是消化道邻近器官(比如血管、肝脏、脾脏或大肠等)或者这些器官上的病变(如胰腺肿瘤、后腹膜肿瘤等)。

普通胃镜或肠镜只能看到胃肠道内皮(黏膜)表面而无法看到内皮下(黏膜下)或胃肠管壁外的情况,因而对于这些部位的病变,医生在做了胃镜或肠镜后往往只能告诉患者发现了"黏膜下隆起",而不能确切地告诉是什么病变。

要想明确"黏膜下隆起"到底是什么,往往需要用到超声内镜。超声内镜不仅能像普通胃镜或肠镜那样发现"黏膜下隆起",还可以发射超声波来探测胃肠道管壁内或管壁外发生了什么,可以帮助医生判断"黏膜下隆起"到底是不是病变以及病变是在什么部位或器官上。

（熊光苏）

—— 专家简介 ——

熊光苏

熊光苏，上海中医药大学附属岳阳中西医结合医院消化科副主任，医学博士，副主任医师。现担任上海市医学会消化内镜专科分会委员，上海市中西医结合学会消化系统疾病专业委员会委员。擅长消化系统疾病的内镜诊治。

39. 体检发现肿瘤指标升高，超声内镜能鉴别吗

肿瘤指标又称肿瘤标记物，是指由恶性肿瘤细胞产生的异常物质或是人体对肿瘤的刺激反应而产生的物质，这些物质存在于人体血液中，能通过抽血化验发现，且能用于反映肿瘤发生、发展或监测肿瘤对治疗的反应。

近年来，很多医院都开设了"肿瘤标志物"的体检项目。由于肿瘤标志物检测简便易行，对人体伤害也小，仅需要血液或者体液就可以检测到早期癌症的踪迹，所以成为体检中大量采用的手段。

其中，糖类抗原 19 - 9(CA19 - 9)主要是胰腺癌、胃癌，结直肠癌以及胆囊癌的相关标志物，大量研究证明血液中 CA19 - 9 浓度与这些肿瘤大小有关。大多数胰腺癌患者血液中的 CA19 - 9 异常升高，测定 CA19 - 9 有助于这些癌症的鉴别诊断和病情监测。

除了恶性肿瘤之外，胃肠道、胰腺、胆管和肝脏的多种良性病变(如胰腺炎、胆汁淤积和黄疸)也能引起血液中的 CA19 - 9 水平升高。因此，出现血液中肿瘤标记物，尤其是 CA19 - 9 升高后，医生往往会怀疑胰腺、胆道或肝脏是否生了恶性肿瘤而建议做进一步的检查。

由于超声内镜是目前诊断胰腺肿瘤最灵敏的方法，常常能发现其他影像学检查(比如腹部 B 超、CT 或磁共振)所不能发现的比较小的病变，且往往比这些检查看得更加清楚。因此，如果出现血液中 CA19 - 9 等肿瘤标记物明显升高或持续升高的情况，医生往往会建议患者做个超声内镜检查以确定或排除胰腺或胆道方面的疾患。

（熊光苏）

40. 胃的出口被肿瘤堵住了，能用超声内镜打通吗

胃的出口被恶性肿瘤堵住了就会造成梗阻。若梗阻不是很严重，还能通过在胃镜下植入支架来缓解，但如果梗阻很严重而无法植入支架，就需要考虑外科手术。如果患者的身体状况以及疾病本身的发展程度使得无法通过外科手术切除病变部位，外科医生有时候会做另一种手术，即把胃和正常的小肠对接起来（胃肠改道手术）以解决吃饭的问题。然而，这种手术创伤较大，对患者而言无形中又产生了新的创伤。

随着科技发展，医生现在又有了一种新的办法，即通过超声内镜来帮助建立胃和小肠之间的"隧道"（又称胃空肠造瘘术）。简单来讲就是通过超声内镜发射的超声波引导，医生用一根细针从胃内经胃壁穿刺进入胃邻近的小肠内，然后在超声波和X线透视下在胃和小肠内放置一根金属的支架，从而架起一座"桥梁"或打通一个"隧道"，使食物不经过已经堵塞不通的幽门而经过这个"隧道"排到小肠内，这样相当于做了一个外科改道手术但又不需要在肚皮上开刀或打洞。

这种方法难度比较高，需要医生具备很高的操作技巧，而且并非所有患者都能采用。因此，是否能采用超声内镜建立这种胃肠"隧道"需要由专业的医生进行评估，并由经验丰富的医生进行操作。

（熊光苏）

41. 胃出血也能用超声内镜止血吗

我们平时常说的"胃出血"其实有很多原因，比如胃或十二指肠溃疡、胃癌、肝硬化造成的食管或胃静脉曲张破裂等。大多数出血可以通过药物或胃镜治疗来止血。然而，有时候这些方法也会失败，也有些出血位置很深，用普通的胃镜无法找到出血的部位。

与普通胃镜不同，超声内镜通过其所发射的超声波可以"看"到胃肠道管壁深处的血管或出血部位，在超声波的指引下对出血部位注射药物，从而实现"定点止血"。再比如肝硬化并发食管胃底静脉曲张出血时候，还可以通过超声内镜将特殊的药物（比如血管硬化药物、组织胶）或者金属弹簧圈注射入静脉内，以止血或堵塞曲张的静脉，比普通胃镜下治疗更准确，效果也更确切。

有些患者因为胃黏膜下（内皮下）小动脉畸形发生了大出血，这种出血往往

很凶险,有时即便在胃镜下也没法找到出血的根部,无法止住出血,以前常需要外科手术治疗。现在有了超声内镜,有望成功地发现胃壁内的血管出血,并且能在超声波指引下将止血药注射到出血的部位从而有效止血。

(熊光苏)

42. 腹腔脓肿能用超声内镜引流吗

腹腔脓肿是指腹腔内的器官(比如胰腺、肝脏等)或者组织因为各种原因发生了细菌感染、化脓,后期被周围的肠管、内脏、腹壁、大网膜或肠系膜等组织所包裹,从而形成了我们常说的"脓肿"。

这些脓肿可以发生于腹腔内任何部位,有时可以是多发的。发生了脓肿后若不将脓液引流出体外,往往无法愈合,很可能会导致细菌持续进入血液,造成败血症甚至危及生命。对于腹腔内的脓肿,以前通常需要外科医生在肚子上打洞,把引流管插入脓肿内部将脓液引流出体外,但有些脓肿隐藏位置比较深或者有多处脓肿,使得经皮肤插管引流非常困难或疗效不佳。

由于超声内镜能在胃肠道内探测到胃肠管壁附近的脓肿,当无法通过皮肤进行有效引流的情况下或对于某些靠近胃肠道管壁的脓肿,医生可以在超声内镜发射的超声波引导下,通过胃壁或肠壁用一根细针穿刺腹腔内的脓肿,并在脓腔和胃肠道管腔之间放置支架或引流管,将脓液引流至胃肠道内而排出体外。这一技术常常可以获得很好的引流效果,创伤较小且减少痛苦,甚至可以缩短患者住院的时间。

特别提醒

不是所有患者都能采用这种方法,能不能做需要由医生通过检查来评估和判断;治疗也需要有经验的内镜医生来实施。

(熊光苏)

腹地 "刀客" —— 镜下治疗篇

43. 胃镜可以做哪些镜下治疗

随着消化内镜技术的发展,胃镜除了发现疾病外,还能治疗诸多疾病,胃镜下治疗具有微创、直视的特点,对于发现的疾病,也可以进行以下镜下治疗。

(1) 食管静脉曲张胃镜下多圈套连续套扎术。

(2) 胃底静脉曲张胃镜下组织黏胶注射术。

(3) 食管、幽门、十二指肠腔狭窄球囊扩张器扩张术。

(4) 胃镜下食管记忆钛镍合金支架植入术。

(5) 贲门失弛缓内镜下球囊扩张术,隧道下贲门括约肌切开术(POEM)。

(6) 胃镜下胃造瘘术、胃镜下胃-空肠联合造瘘术。

(7) 胃镜下鼻空肠管植入术。

(8) 内镜下药物喷洒、灌洗及注射止血术。

(9) 胃镜下消化道出血电凝止血、金属夹止血。

(10) 胃镜下食管、胃、十二指肠息肉等隆起性占位病变高频电切、电灼治疗术。

(11) 食管、胃内各种异物镜下取出术。

(12) 食管、胃、十二指肠、大肠可疑癌变病灶内镜下黏膜染色术。

(13) 消化道黏膜癌前病灶内镜黏膜下剥离切除术、分片剥离切除术及套扎切除术。

(14) 上消化道巨大良性肿瘤内镜下尼龙绳套扎、电切除术或分次电切除术。

(15) 胃镜下食管、胃、十二指肠息肉等隆起性占位病变全层切除术＋胃肠壁修补术。

(陆品相)

— 专家简介 —
陆品相

陆品相,上海市徐汇区中心医院内镜中心主任、普外科主任,主任医师、教授。现任上海市医学会消化内镜专科分会委员、上海市抗癌协会胃肠专业会委员、上海市抗癌协会大肠癌专业会委员、上海市抗癌协会微创外科治疗专业委员。擅长内镜诊治,在胃肠道肿瘤手术后复发再手术、胆道外科手术、老年高龄跨难度患者的手术处理方面具丰富临床经验。

44. 内镜下黏膜切除术和内镜下黏膜剥离术分别是什么

内镜下黏膜切除术(EMR)是指使用高频电圈套器等器械将黏膜病灶整块或分块切除,用于胃肠道表浅肿瘤诊断和治疗的方法。EMR 大致可分为非吸引法及吸引法 2 种方式。非吸引法有息肉切除法、黏膜下注射-抬举-切除法、黏膜下注射-预切-切除法等;而吸引法有透明帽法和套扎器法。

内镜下黏膜剥离术(ESD)是在 EMR 基础上发展起来的新技术,是在进行黏膜下注射后使用特殊电刀分离黏膜层与固有肌层之间的组织,最终将病变黏膜及黏膜下层完整剥离的方法。

ESD 大致分为以下几个步骤:病灶周围标记;黏膜下注射,使病灶充分抬举;环周切开黏膜,进行黏膜下剥离,使黏膜与固有肌层完全分离,达到一次完整切除标本;创面处理等。

无论病变的大小或是否合并溃疡,ESD 方法都可实现整块切除病变,获取完整的病理标本。

(施新岗)

— 专家简介 —
施新岗

施新岗,海军军医大学附属长海医院副主任医师,副教授,中华医学会消化内镜学分会内镜外科学组成员、上海市医学会消化内镜专科分会 ESD 学组副组长、上海市医学会消化系病专科分会消化道肿瘤学组成员。

45. EMR 和 ESD 能治疗什么疾病

EMR 可用于获取消化道组织进一步明确诊断,如部分胃淋巴瘤表现为胃局限性或弥漫性的浸润肥厚,常规活检很难获取有效组织明确诊断,采用 EMR 可以获取较多组织进行免疫组化进一步明确诊断。

治疗方面,EMR 可以治疗消化道息肉,有蒂息肉或者小于 2 厘米的侧向发育型息肉都可以用 EMR 及其衍生的方法治疗,还可以治疗小于 2 厘米且局限于黏膜层的消化道癌前病变及早期肿瘤。部分起源于黏膜肌层和黏膜下层的肿瘤,如平滑肌瘤、脂肪瘤等也可以用 EMR 进行治疗。

ESD 较 EMR 相比可以整块切除病灶,获取更为精确的组织病理学评估,对低风险肿瘤及癌前病变可进行完整切除。因此 ESD 主要用于治疗消化道早癌及大于 2 厘米的侧向发育型息肉。但 ESD 技术上较 EMR 更有难度,所需要的时间长、并发症多、费用高,一般需要有较成熟内镜治疗经验的医生进行操作。

近年来,随着 ESD 技术不断发展与成熟,黏膜下肿瘤也可采用 ESD 及其衍生的方法进行治疗,如食管黏膜下肿瘤可以采用隧道内 ESD 的方法治疗、起源较深的黏膜下肿瘤可以采用全层切除法进行治疗。

（施新岗）

46. 哪些消化道早期癌变可经 ESD 根治

人体正常消化道黏膜分为 4 层结构,分别为黏膜层、黏膜下层、固有肌层及浆膜层(食管为外膜)。通常情况下,消化道早期癌变是指癌组织局限于黏膜层或黏膜下层,无论有无淋巴结转移。

鉴于食管黏膜下层脉管丰富且无浆膜层,容易发生淋巴结转移,目前早期食管癌较为公认的定义为病灶局限于黏膜层和黏膜下层,不伴有淋巴结转移的食管癌。癌前病变则是指已证实与消化道癌发生密切相关的病理变化,如食管鳞状上皮异型增生与食管鳞癌发生密切相关,属癌前病变,巴雷特(Barrett)食管相关异型增生则是食管腺癌的癌前病变;胃黏膜的异型增生则是胃腺癌的癌前病变;结肠腺瘤、腺瘤病(家族性腺瘤性息肉病及非家族性腺瘤性息肉病)及炎症性肠病相关的异型增生等则是大肠癌的癌前病变。消化道早癌经内镜微创治疗后其发生淋巴结转移的可能性很小,且完全切除后的治愈率大于 90%;因此,发现消化道癌前病变或早期癌变对降低胃肠道癌症的死亡率有着重要意义。

ESD 是近年来用于治疗消化道早期癌变的一项新技术,免除了患者器官切除及开腹手术的痛苦,然而 ESD 治疗消化道早期癌变也有相应的要求。对于早期食管癌,浸润深度在黏膜上皮层或黏膜固有层,病变范围占 2/3 周以下的癌前病变(高级别上皮内瘤变)或高、中分化的鳞状细胞癌是 ESD 治疗的绝对适应证,这样的病变临床上几乎无淋巴结转移,且食管狭窄的概率小,可以达到治愈标准。

ESD 治疗早期食管癌的相对适应证为以下两点。

(1) 高级别上皮内瘤变或高、中分化的鳞状细胞癌,浸润深度在黏膜上皮层或黏膜固有层,累及食管全周的病变;这样的病变术后会发生食管狭窄,但临床可通过药物预防、内镜下狭窄扩张或内镜下支架植入等方法治疗。

(2) 高、中分化的鳞状细胞癌,病变浸润黏膜肌层或黏膜下层(<200 微米)不伴有溃疡的病变,无脉管侵犯,根据临床分期无淋巴结转移表现;这样的患者仅有 4.2% 出现淋巴结转移,可作为外科手术高风险患者行 ESD 治疗的相对适应证。黏膜下浸润深度大于 200 微米的患者发生淋巴结转移的风险明显增高(28%~49%),需追加治疗(食管切除或放化疗)。

早期胃癌行 ESD 治疗的经典适应证及扩大适应证为:①分化型、2 厘米以下、无溃疡的黏膜内癌;②分化型不伴溃疡的黏膜内癌,病灶任意大小;③分化型黏膜内癌有溃疡形成,但直径小于 3 厘米的病灶;④分化型癌,黏膜下浸润小于 500 微米,病灶直径在 3 厘米以下,且无脉管侵犯;⑤未分化癌无溃疡形成,且直径小于 2 厘米。

根据长期临床研究及实践,上述适应证范围内的病变经 ESD 治疗后淋巴结转移几乎为零,局部复发率小于 2%,5 年生存率超过 99%,基本达到根治的目的。因此,只要严格依据适应证进行治疗,ESD 是可以根治消化道早期癌变的。术前应告知患者及家属,一旦术后病理发现超出适应证范围,如出现脉管侵犯或切缘阳性时,要积极追加治疗。

(施新岗)

47. ESD 有什么风险

ESD 有出血、穿孔、消化道狭窄等风险。ESD 术中出血很常见,大多数与操作部位、病变大小和类型、剥离深度、病灶的粘连程度及操作者熟练程度有关,大多可在内镜下成功止血;ESD 术后也有延迟出血(术后 30 天以内)的风险,一般可通过保守治疗、再次内镜下止血进行干预,极少数患者需要外科手术。

术中穿孔同样与病变位置、病变大小、黏膜下纤维化程度及术者操作技能有关,术中一旦发现穿孔可在内镜下进行闭合,运用一些特殊设备或技术还可闭合较大穿孔,一般不必外科手术干预;迟发性穿孔(术后 2～5 天)较为少见,其中结肠所占的比例较高,发生率也仅有 0.3%～0.7%。

对于特殊部位,如十二指肠、结肠等在 ESD 结束后闭合创面可有效预防迟发性穿孔的发生。对于食管、幽门管或肛门直肠等部位的病变,当病变范围超过环周 70% 以上时,ESD 术后就容易发生严重的消化道狭窄。食管大面积 ESD 术后,可以通过口服激素预防狭窄,但一旦狭窄形成,则需要通过反复内镜下扩张或使用覆膜支架进行治疗。肛门直肠大面积 ESD 术后,可通过应用激素栓剂进行局部治疗预防狭窄,同时以反复的手指或气囊扩张有效避免肛门直肠狭窄。幽门部位 ESD 术后狭窄行扩张治疗时发生穿孔的风险较高,因此应尽量保留至少 30% 周长的胃黏膜完好。

总之,ESD 是安全的,但存在一定风险,只要术前做好评估、术中操作细致即可避免并发症,而术后加强观察则可及时发现并发症并有效处理。

(施新岗)

48. ESD 术后需要注意哪些事项

ESD 是一项安全性较高的微创治疗,患者不必过于紧张,应放松心情。但术后患者、家属的配合及术后的护理也应予以重视。

(1) ESD 术后患者需绝对卧床休息、禁食 1 天,1 天后可进食温凉的流质食品,3 天后可进食半流质食物,继而过渡到软食。同时,患者不可一次进食过饱,禁食粗糙辛辣刺激性食物。

(2) 患者 3 天内卧床静养,尽量避免洗澡,14 天内避免过度活动。

(3) ESD 的并发症主要是出血和穿孔,术中出血的话,医生可内镜下及时处理,患者不必过于担心。术后出血多发生在 2 周内,因此这段时间需严密观察生命体征,如果出现呕血、黑便等症状,及时通知医护人员,已办出院的患者要及时就诊止血。若出现腹痛需行腹部 X 线片检查,医生会根据病灶大小判断穿孔是否需要内科保守或外科手术治疗。术后穿孔称之为迟发性穿孔,发生率很低,不要因此而放弃 ESD 治疗。

（4）患者出院后需遵医嘱继续服用制酸剂和胃黏膜保护剂。肠ESD术后患者尽量保持大便通畅，便秘的患者可服用缓泻药物及肠道有益菌调节肠道功能，同时尽量静养、避免剧烈运动，以防术后出血。

内镜黏膜下剥离术（ESD）术后的随访也至关重要。

（1）对癌前病变患者，在ESD术后第1年及第2年各行内镜检查1次，以后每3年连续随访1次。

（2）早期癌变患者，ESD术后3、6、12个月应定期内镜随访，并行肿瘤指标和影像学检查。

（3）无残留或复发者术后每年连续随访1次；有残留或复发者视情况继续行内镜下治疗或追加外科手术切除，每3个月随访1次，病变完全清除后每年连续随访1次。

（胥 明）

—— 专家简介 ——

胥 明

胥明，同济大学附属东方医院南院消化科副主任，上海市医学会消化系病专科分会青年委员，上海市医学会消化内镜专科分会委员及ESD学组副组长，上海市中西医结合学会内镜ERCP学组成员。擅长消化道疾病内镜诊治。

49. ESD术后消化管腔狭窄如何处理

ESD术后狭窄主要发生于食管，其他部位ESD术后狭窄相对罕见，也可发生于胃窦、贲门及幽门前区。ESD术后狭窄发生率约为11.6%。究其原因，主要是术后创面处炎症反应及瘢痕挛缩所致，可影响患者进食，降低生活质量。

据统计，切除范围大于3/4食管腔周的ESD术后，患者食管狭窄的发生率大于90%。通常的狭窄的解决方案是：内镜下球囊扩张、探调扩张、短期置入食管支架、局部及全身应用类固醇激素等。但这些方法存在需要反复进行，耗费时间长、并发症较多等局限性。目前，经过消化内镜专家的不断尝试，一些新的抗狭窄的治疗方法应运而生。

（1）内镜下黏膜移植术（类似烧伤后植皮的机制，在ESD术后创面上移植口腔上皮黏膜、胃黏膜）。

（2）细胞间质的应用及干细胞治疗，该类方法可将食管ESD术后狭窄遏制在萌芽状态,可有效缓解难治性狭窄。此项技术正在深入开展研究阶段,希望能更好地解决狭窄患者的"饥饿"之苦,给更多患者带来福音。

(胥 明)

50. 哪些早期食管癌 ESD 术后还需要追加手术

早期食管癌 ESD 术后评估尤为重要,病灶是否切除干净,是否需要后续治疗,均需依据术后病理诊断进行断定,若切除的病变组织水平切缘及垂直切缘均没有癌细胞残留,且无血管及淋巴管侵袭,那么应在术后第 3、6、12 月进行胃镜及增强 CT 随访。若切除的标本仅有水平切缘有癌细胞残留,可以再行 ESD 扩大切除范围。

若术后病理提示切除的标本残端有癌组织残留和(或)周围淋巴管、血管受侵犯,原则上应予追加手术治疗;但对于心肺功能较差无法耐受手术的高龄患者或拒绝手术的患者,可行姑息性放疗、放疗。

(胥 明)

51. 消化道黏膜下肿瘤能通过内镜切除吗

消化道黏膜下肿瘤(SMT)包括胃肠间质瘤、平滑肌瘤、类癌、脂肪瘤、异位胰腺、神经鞘瘤等,是一组来源于黏膜下方各层结构的病变的统称。这类患者平时无特殊不适表现,大部分为内镜检查时首次发现。SMT 大部分为良性病变,少数为平滑肌肉瘤、脂肪肉瘤和间质瘤等恶性肿瘤。目前,国际上对于直径 2 厘米以下的 SMT 建议定期随访观察,而大于 2 厘米的 SMT 可考虑行手术切除。

近年来,由于内镜治疗技术的发展,开发出内镜黏膜下挖除术(ESE)、黏膜下隧道切除术(STER)及内镜全层切除术(EFTR),均能用于 SMT 的治疗。ESE 用于包膜完整、术前超声内镜和 CT 检查提示为腔内生长的病变。STER 是对 ESE 的进一步改进,最初只用于来源于固有肌层、直径小于 3.5 厘米的食管中下段 SMT,但随着对这种技术的大量尝试,发现 STER 对食管上段、胃以及直径大于 3.5 厘米的肿瘤均可顺利切除。而 EFTR 可用于肿瘤向浆膜下或腔外生长、无法行 ESE 及 STER 治疗的胃 SMT。

(万 荣)

—— 专家简介 ——

万　荣

万荣，上海交通大学附属第一人民医院（北部）消化内科执行主任及消化内镜中心主任，博士，主任医师。目前担任中国医师协会内镜医师分会内镜质控专业委员会副秘书长、中华医学会消化内镜学分会委员及 ERCP 学组委员、中国研究型医院消化内镜分子影像专业委员会委员、上海市医学会消化系病专科分会常务委员兼秘书等职务。擅长消化疾病的内镜诊治。

52. 黏膜下肿瘤内镜手术前需要做什么样的术前评估

黏膜下肿瘤在内镜下形态相似，表现为隆起型病变，表面覆盖正常黏膜。在食管主要以平滑肌瘤多见，在胃内以间质瘤多见。黏膜下肿瘤大多为良性病变，部分有恶变潜能，当肿瘤生长到一定体积，可出现临近组织器官浸润、血液或淋巴转移等，因此及早进行内镜下手术切除病变是有效的治疗手段。普通内镜检查很难判断病变的性质，需要进一步行超声内镜明确其来源的层次、大小和内部回声等情况，根据这些资料对病变做出初步诊断。

一般而言，绝大多数内镜的微创治疗都要在全身麻醉的条件下进行，目前多采用美国麻醉协会（ASA）体格情况分级方法评估麻醉和手术的风险，另外还有心脏危险指数（CRI）以及心功能分级等评估措施。上述方法的使用可以确保内镜微创手术的安全性，临床上术前遗忘相关检查，或对检查结果未能认真查看，未能预知麻醉和手术风险，意外就有可能随时发生，因此进行完善的术前评估尤为重要。

常规的术前评估包括询问病史，全身体格检查和各种辅助检查。完整的病史询问和体格检查有助于迅速了解患者的基本生命体征情况，而必要的辅助检查则能够协助医师和麻醉师判断患者当前的身体状况，从而评估手术风险，必要的辅助检查有血常规、生化常规、电解质、凝血常规、血气分析以及传染四项（乙肝、丙肝、梅毒、艾滋病）等抽血化验、也有心电图、心脏彩超、胸部 X 线摄影、肺功能等检查。只有将上述几个方面结合在一起进行综合评估，并进行深入的术前讨论，才能保证内镜下手术的安全开展。

（万　荣）

53. 什么是内镜黏膜下病灶挖除术

内镜下黏膜挖除术(ESE)是一项有效治疗固有肌层肿瘤的方法,来源于内镜黏膜下剥离术(ESD)。ESD术最初仅用来切除直径＞2厘米的位于黏膜层的病灶。随着技术提高,对于黏膜下肿瘤(包括固有基层肿瘤)也可进行治疗,因此开创性提出应用ESD技术切除黏膜下肿瘤(主要是固有肌层肿瘤),并将该项技术称为ESE。

ESE不同于ESD的操作方法在于,当处理固有肌层肿瘤时,ESE是沿肿瘤边缘切开黏膜层和黏膜下层后,可使用圈套器直接切除覆盖肿瘤的黏膜和黏膜下层组织,暴露出肿瘤,以缩短治疗时间;挖除过程中可多次注射生理盐水,以扩大固有肌层与肿瘤间的间隙,防止穿孔的发生;进行挖除操作,尤其是处理肿瘤根部时,切开刀应紧贴肿瘤边缘,避免穿孔,但同时应避免切开瘤体包膜,造成大量出血。

对于直径＜3厘米的肿瘤,ESE治疗成功率高,患者痛苦小,且并发症发生率低。ESE可完全挖除整个肿瘤,并通过对肿瘤的病理检验以明确其性质,后续为每位患者提供系统且安全的治疗方法。

（万　荣）

54. 什么是内镜下消化道全层切除术

为了完整切除消化道管壁来源的、特别是固有肌层深层的病变,须将肿瘤连同消化道管壁全层一并切除,此种内镜切除的方法名为内镜下全层切除术(EFTR),它是一种创伤较小的治疗手段。

内镜切除的同时伴有主动性穿孔和管壁的缺损。以胃部病变为例,胃壁可分为4层,由内至外依次为黏膜层,黏膜下层,固有肌层和浆膜层,绝大多数病变位于黏膜层及黏膜下层,常规行内镜下黏膜切除术(EMR)或内镜黏膜下剥离术(ESD)即可完整切除病变。但有的病变起源于固有基层,突向浆膜下生长,甚至与浆膜层紧密粘连,此时单纯应用ESD已经不能完整切除病变,EFTR的出现则解决了这个问题,它是在ESD的基础上发展起来的新技术,在治疗过程中造成"主动穿孔"或"治疗性穿孔"以达到完整切除黏膜下切除的目的。

另外,EFTR还可应用于肿瘤的活检,以便获得完整的病理资料。

生活实例

　　一位患有胃底黏膜下肿瘤的患者,胃镜观察病变位于黏膜下,大小约 0.6×0.6 厘米。进一步行超声胃镜,结果显示病变位于黏膜下,起源于固有肌层,大小约 1.4×1.5 厘米,突向胃腔内及胃腔外,且胃腔外部分更大。考虑到外科手术治疗创伤大,患者选择了内镜下治疗,即 EFTR。完整切除病变后,通过创面,我们可以看到暗红色的肝脏,我们使用钛夹将创面封闭。像其他内镜下息肉切除的患者一样,术后 3 天患者就顺利出院,术后复查未见明显异常。

　　EFTR 的主要应用于以下几种病变的治疗:①起源于固有基层的黏膜下肿物,特别是与浆膜层紧密粘连的。②浸润全层,但无脉管及远处转移的胃肠道恶性肿瘤。③为取得完整病理资料而进行的全层病理活检。

(万　荣)

55. ESE 和 EFTR 手术有什么风险

　　随着 ESD 技术在临床的广泛应用及不断发展成熟,在此技术的基础上逐步延伸出一种新的内镜治疗技术,主要应用于黏膜肌层及固有肌层肿瘤的剥离治疗,为区别 ESD 治疗来源于消化道黏膜肌层和黏膜下层的肿瘤,将应用于各种切开刀切除来源于固有肌层 SMT 的技术独立命名为内镜黏膜下挖除术(ESE)。此外,如果病灶与浆膜粘连,无法分离,须将肿瘤连同浆膜一并切除,内镜切除的结果即主动性穿孔,此种切除方法名为内镜全层切除术(EFTR)。

　　ESE 术及 ETFR 术的潜在风险如下。

　　(1) 病变残留及局部复发:病变残留及局部复发目前是内镜下微创治疗领域关注的焦点。ESE 及 EFTR 技术达到了病变完全切除的效果,较内镜套扎术等技术已经大大降低了残留或局部复发率。

　　(2) 肿瘤播散:ESE 以及 ETFR 技术均具有一次性完整切除病灶的优点,但在挖除过程中,应避免切开刀切开肿瘤包膜进入瘤体(尤其是 EFTR),否则可引起潜在的肿瘤播散。因此,对于来源于固有肌层的 SMT,EFTR 术前必须明确病变的大小及生长方式(腔内或腔外生长),以判断该病变的切除方式;切除过程中如瘤体突向腔外,换用双钳道内镜,用异物钳拖拉瘤体至腔内,应用圈套器圈套电切包括固有肌层和浆膜层在内的瘤体,注意避免切除的肿瘤落入腹腔内。

(3) 穿孔:ESE 操作过程中可出现潜在的被动性消化道穿孔。而对于 EFTR 而言,是主动性造成穿孔内镜下,手术完成后进行穿孔修补是治疗成功的关键。

当术后出现腹痛、发热等症状,判断可能出现穿孔时,应及时通过 X 线片、胃镜等手段加以确定,早期仍可通过钛夹封闭,并适当给予抗生素治疗,而当腹部症状较重时,则应及时给予外科手术治疗。

(4) 胸腔或腹腔感染:EFTR 主动造成消化道穿孔,若不慎有胃液或术中冲洗液体进入胸腔或腹腔,可增加术后胸腔或腹腔感染的风险。EFTR 治疗成功的另一要点是避免切开浆膜前吸净胃腔内液体和气体,术后持续、有效地胃肠减压、结合半卧位以及质子泵抑制剂和抗生素的使用,术后腹腔感染也可得到有效控制。对于经保守治疗无效,腹部体征加重或生命体征不稳定的患者,应及时行外科手术。

(5) 出血:出血可分为术中出血和术后迟发性出血,前者指治疗过程中发生的出血;后者表现为治疗结束后出现呕血、黑便或晕厥、血红蛋白下降>20 克/升、血压下降>2.66 千帕(20 毫米汞柱)/分或脉率增快>20 次/分等。

术中出血将会严重影响镜下视野,而盲目止血则极易导致穿孔。因此,术中出血的处理极其重要。对于少量渗血,用去甲肾上腺素冲洗即可;小血管出血可采取电凝处理;当出现较大血管出血时,则应采用热活检钳灼烧;如出血量较大,视野模糊,止血困难,内镜下止血无效,应尽快手术止血;对于术后迟发性出血,手术结束时,必须在直视下止血完全,电凝所有可见血管及潜在出血点,如创面较大,应常规留置胃管,便于术后观察。术后常规使用质子泵抑制剂及止血药物,密切观察胃管引流情况、腹部体征及生命体征,以便及时观察病情。

(万　荣)

56. 黏膜下肿瘤内镜切除术中造成消化道穿孔该如何处理

金属夹缝合是最基本、使用最广泛的内镜下缝合方法。对于食管、胃、结直肠直径小于 1 厘米的穿孔,均可顺利缝合。一般来说,内镜直视下应用金属夹自创面两侧向中央完整对缝创面,可完整地将创面缝合。对于直径大于 1 厘米的较大穿孔,由于金属夹跨度有限,无法一次性将穿孔夹闭,应适当吸引管腔内气体,充分缩小穿孔,利用多个金属夹夹闭穿孔,即"吸引-夹闭-缝合"。

当穿孔过大难以施行金属夹夹闭时,可采用网膜垫修补方法,以负压持续吸引腔内空气,直至管腔外的网膜脂肪组织覆盖穿孔部位,再用金属夹夹闭穿孔部位和脂肪组织。当穿孔直径大于 2 厘米时,可考虑金属夹联合尼龙绳荷包缝合来封闭创面;亦可采用新型的特殊内镜夹系统或支架,包括部分及全覆膜自膨支架、可降解生物材料支架等来封闭穿孔。如果仍然不能处理穿孔,应联系外科手术治疗。在手术过程中,如果出现严重气腹,应穿刺减压,可采用穿刺针在腹部超声引导下从侧面穿刺减压。

（万　荣）

57. 哪些黏膜下肿瘤内镜手术切除后需要追加治疗

对于内镜下无法完整切除的黏膜下肿瘤,或者术后病理诊断提示切缘阳性的黏膜下肿瘤、G3 级及以上的胃肠道神经内分泌肿瘤、中等危险程度以上的胃肠道间质瘤,需要内镜手术切除后追加外科手术或放化疗。

（万　荣）

58. 什么是内镜黏膜下隧道肿瘤切除术（STER）

内镜黏膜下隧道肿瘤切除术（STER）是在经自然腔道内镜外科手术（NOTES）和内镜黏膜下剥离术（ESD）基础上发展起来的一种新的内镜治疗技术。目前这一技术常被用于消化道固有肌层来源的黏膜下肿瘤的治疗。该手术最大的优势在于保留了消化道黏膜屏障的完整性,可以避免消化液外渗引起的一系列并发症(包括胸腹腔感染和瘘等),可以避免外科开胸开腹手术且不用切除脏器,患者术后恢复更快、住院时间大大缩短,是一种理想的手术方式。

完成 STER 手术的前提是在普通内镜、超声内镜及影像学诊断(包括 CT 和MRI 等)下对病灶进行准确的定位和评估。它主要的手术步骤为:①内镜寻找到肿瘤,并进行准确定位;②建立黏膜下隧道,显露肿瘤;③在内镜的直视下完整切除肿瘤;④术后创面止血;⑤缝合关闭隧道切口。

手术后的第 3 个月患者需要进行内镜检查,确定创面的愈合情况以及肿瘤是否有残留或复发,之后根据患者的情况每半年到一年复查 1 次。

STER 手术的优点主要有以下 5 点。

(1) 缩小了手术的创面,减小了手术时对内镜下创面缝合的难度和技术要求,最大限度减少了手术所需时间。

(2) 保留了病灶上方的消化道黏膜层,如果手术时突破了胃浆膜层或食管、结直肠外膜,不必对穿孔部位进行修补,仅需要关闭黏膜隧道口,通过黏膜和浆膜缺损的交错,避免了消化道瘘的形成以及胸腹腔的继发感染。

(3) 和传统手术相比,可以减少手术时对于病变器官的切除范围,更好地保留消化道的功能。

(4) 术后恢复更快,可以更早地下床活动以及进食,住院时间更短,减少患者心理以及经济负担,增加了患者的依从性。

(5) 不会产生胸腹壁的切口,避免了腹壁肌肉、血管和相应神经的损伤,没有术后切口感染的风险。

(陈巍峰)

—— 专家简介 ——

陈巍峰

陈巍峰,医学博士,复旦大学附属中山医院内镜中心副主任医师。担任中华医学会消化内镜学分会青年委员,中华医学会消化内镜学分会外科学组秘书,上海市医学会消化内镜专科分会 ERCP 学组委员,上海市中西医结合学会 ERCP 学组副组长。

59. 哪些黏膜下肿瘤可通过 STER 手术切除

原则上消化道固有肌层的肿瘤都可通过 STER 手术切除,目前最常用于治疗食管固有肌层来源的黏膜下肿瘤。

因 STER 手术可以保证食管黏膜屏障的完整性,故可避免食管壁缺损引起的纵隔感染和胸腔感染及瘘,大大提高了食管内镜手术的安全性。在胃黏膜下肿瘤的治疗方面,因内镜下修补胃壁缺损相对较容易,胃穿孔引起的并发症严重性远低于食管,且胃腔走行生理的弯曲性导致 STER 手术的难度加大,故对于胃的黏膜下肿瘤,目前多数仍采用开放的方法切除。发生胃壁缺损亦可采用多种方法(金属夹夹闭、尼龙绳荷包缝合、Overstrich 锁边缝合、OTSC 内镜闭合工具等)修补,少数位于胃小弯的直径小于 3 厘米的黏膜下肿瘤也可采用 STER 方法切除。

十二指肠、结肠管壁较薄,STER 手术极为困难,少数直肠固有肌层来源的黏膜下肿瘤可采用 STER 手术切除。

（陈巍峰）

60. 内镜如何治疗贲门失弛缓症

贲门失弛缓症是一种少见的原发性食管运动障碍性疾病,发病率在 1/20万~1/10 万,该疾病是由于食管贲门部的神经肌肉功能障碍,导致贲门括约肌松弛不良,食物无法顺利通过而滞留,从而逐渐使食管张力下降、蠕动减低及食管扩张的一种疾病。临床表现为体重减轻、吞咽困难、胸痛、食物反流、误吸等症状。

内镜治疗贲门失弛缓症的方法较多,传统的治疗方式包括内镜下肉毒毒素注射治疗、内镜下球囊扩张治疗、内镜下金属支架置入治疗。肉毒毒素注射方法简单、安全、有效,然而术后复发率较高,且疗效随治疗次数逐渐下降;球囊扩张治疗通过压力扩张破坏环行肌纤维,缺点是食管穿孔及复发率较高;金属支架短期疗效较好,但部分患者术后出现反流性食管炎、支架移位或脱落等并发症,而且金属支架刺激肉芽组织增生,导致支架无法回收。

经口内镜肌切开术(POEM)是一种最新的内镜治疗方式,手术创伤小,疗效肯定,目前已经在国内外大型的医疗中心广泛开展,国内外大样本临床研究发现其短期和长期预后疗效均较好,术后的胃食管反流发生率及严重程度均低于外科手术治疗。

（陈巍峰）

61. 什么是经口内镜肌切开术（POEM）

POEM 是一种经口内镜肌切开术,该手术无皮肤切口,内镜在食管黏膜下层建立一条人工隧道,经隧道行固有肌层的肌切开术,从而解除贲门括约肌痉挛引起的贲门狭窄,是一种新兴的内镜微创新技术,由井上(Inoue)等人于 2010 年首次国际报道,同年,复旦大学附属中山医院周平红教授在国内首次报道。

POEM 手术共分为 4 个步骤:①内镜食管黏膜下注射,建立隧道入口;②建立食管下段黏膜下隧道,该隧道经过狭窄部位,达贲门远端 3~4 厘米;③内镜下行食管固有肌层切开术;④金属夹关闭隧道入口。

POEM 手术最大限度地保持食管的生理功能,并可降低手术创伤和并发症,术后早期即可进食,大部分患者术后 2 日即可出院。96％的患者术后吞咽困难得到缓解,部分患者可出现烧心反酸的症状,服用抑酸药可明显缓解,极少数人出现重度反流性食管炎(＜5％)。由于 POEM 手术时间短,创伤小,恢复特别快,疗效可靠,可与外科开胸手术相媲美,是目前治疗贲门失弛缓症的首选方法。

(陈巍峰)

62. POEM 手术前需做哪些检查进行术前评估

从疾病诊断方面考虑,首先要全面地询问患者病史,明确患者贲门失弛缓症发病的时间、进食困难的严重程度、体重下降情况、相关的治疗史和营养状况等,术前需进行胃镜检查、上消化道造影检查明确食管腔的走行、扩张情况及是否有食物潴留,行 CT 检查排除胃食管连接部的其他梗阻性疾病,如良恶性肿瘤的压迫和浸润等;还需行食管测压,明确贲门失弛缓症的类型,有助于疾病的确诊和判断预后。

POEM 手术需在气管插管全麻下进行,因此术前需要按照外科手术麻醉的要求对患者的全身器官功能进行评估,明确患者是否能够耐受全麻,相关的术前检查包括心电图、胸片、血常规、凝血功能、肝肾功能、血型等。若患者有心肺等重要脏器慢性病或常规检查发现异常者,则需进一步检查评估,充分做好术前准备。

另外,还需了解患者的服药史和既往史,如患者有服用阿司匹林、氯吡格雷、华法林等抗血小板药或抗凝药,需停药 1 周以上,并待凝血功能正常时方可手术,但须对这类患者评估停用抗血小板药或抗凝药带来的风险。年龄过大或过小不是手术的绝对禁忌证,但因此类患者手术风险高,手术前更需充分评估,做好积极准备,术前准备的时间也应更久。

(周平红)

—— 专家简介 ——
周平红

周平红,复旦大学附属中山医院内镜中心主任,外科学博士,主任医师,博士生导师。担任中华医学会消化内镜学分会常务委员及外科学组组长,中国医师协会介入医师分会副主任委员,中国医师协会内镜医师分会常务委员,上海市医学会消化内镜专科分会副主任委员及 ESD 学组组长,美国消化内镜学会(ASGE)国际委员会委员。

63. POEM 手术有什么风险

POEM 手术虽然是内镜微创手术,也存在相应手术风险和并发症,包括术中并发症和术后并发症两个方面。

术中并发症包括黏膜损伤、术中气胸、纵隔气肿、皮下气肿和气腹等。黏膜损伤常规的治疗方式为金属夹夹闭,绝大多数损伤均可夹闭;气胸、气肿和气腹较为常见,因目前术中多采用二氧化碳灌注,气胸、气肿和气腹多可在短时间内自然吸收,严重的气胸或气腹的患者可在术中进行胸穿或腹穿排气。

术后近期并发症包括:气胸和气腹、胸腔积液、迟发性出血、胸腔或纵隔感染、消化道瘘等。

少量的气胸或气腹不引起临床症状者无须处理,可自然吸收,严重者须进行穿刺排气,必要时置管引流等。少量胸腔积液无须处理;如积液较多或引起呼吸困难或发热,需行 CT 或超声评估,可在超声引导下置管引流。

术后迟发性出血较少见,可采用三腔二囊管压迫治疗,危及生命的大出血极罕见;胸腔或纵隔感染和消化道瘘少见,多因隧道口黏膜裂开或术中黏膜电灼伤引起的迟发性黏膜破损,一旦发生应积极抗感染、纵隔或胸腔穿刺引流,并进行胃镜检查,明确黏膜破裂或瘘口的情况,评估是否有可能行瘘口再夹闭,如能再夹闭成功,则可大大缩短病程,如不能夹闭,则须保持引流通畅彻底,留置空肠营养管加强肠内营养支持,以利瘘口早日愈合。

术后远期并发症主要为胃食管反流,多数患者仅为轻度反流或无症状,予抑酸药物治疗后可缓解,极少数会发展成为重度反流性食管炎。因此,术后患者一旦出现烧心反酸等症状,可行抑酸药物治疗,并定期胃镜复查,评估反流情况及治疗效果。

(周平红)

64. POEM 手术疗效如何

自 POEM 手术问世以前,外科经胸食管贲门部黏膜外肌层切开术(Heller术)一直被认为是治疗贲门失弛缓症的金标准,文献报道手术成功率在 88%～95%,5 年症状缓解率为 76.1%。而 POEM 术是近年来新兴的治疗贲门失弛缓症的内镜微技术,具有创伤小、术后恢复快、并发症少的优势。

研究显示,POEM 术后 3 月的症状缓解率为 96.4％,术后第 1～5 年的临床成功率分别为 94.2％、92.2％、91.1％、88.6％和 87.1％。可见,POEM 手术比 Heller 手术的有效率更高。同时,POEM 手术不需要开胸开腹,不需要切除食管周围所有的韧带,创伤更小,并发症更少,且术后胃食管反流的发生率和严重程度也远低于 Heller 手术。

值得注意的是,研究还发现贲门失弛缓症病程长(≥10 年)、既往接受过治疗是术后疗效差和复发的主要危险因素。

特 别 提 醒

既往行 POEM 术或接受过外科手术的贲门失弛缓症患者均有再次行 POEM 手术的指征。不过术前仍需进行相应的术前检查,评估术后疗效不佳或复发的原因,需要注意的是其中相当一部分患者是因为前次手术肌切开深度及范围不够导致疗效不佳,这类患者再次手术可取得良好的疗效;一部分患者因为病程长或接受过其他治疗,食管扩张明显、食管动力差、贲门狭窄处炎症重、严重纤维化或瘢痕化,这类患者 POEM 手术疗效差,再次行 POEM 手术难度大,且不一定能解决梗阻问题,对于这类患者的再次行 POEM 手术需慎重考虑。

(周平红)

65. POEM 手术后需要注意哪些事项

POEM 术后当天禁食、补液、半卧位、心电监测,术后静脉使用质子泵抑制剂(PPI)3 天;对于术中出现气胸、皮下气肿、大量出血、高龄及免疫功能缺陷的患者除术前预防性使用抗生素外,术后应继续使用抗生素(2、3 代头孢菌素)直至体温、血常规指标正常。

观察患者的呼吸情况,有无呼吸困难、有无颈部和胸前皮下气肿,特别是术中有气胸、气肿者,如患者术后诉胸闷不适、呼吸困难等,应及时行胸部 CT 了解是否有气肿、气胸、胸腔积液等情况,并给予相应处理。如无特殊情况,术后 2 天可开放流质饮食,1 周后半流质饮食。

术后每 1～2 年应定期随访,行胃镜、上消化道造影及食管测压等检查,评估疗效,并询问有无反酸、烧心等反流性食管炎症状,如有可给予相应处理;对于病程长、年龄大、近期体重下降明显者,应警惕食管癌、贲门癌的发生。

(周平红)

66. 贲门失弛缓症婴幼儿能接受 POEM 手术吗

临床研究表明,婴幼儿可以接受 POEM 手术。贲门失弛缓症在婴幼儿群体中比较罕见,主要表现为呕吐和喂养困难,可影响患儿的营养摄入与生长发育,而且婴幼儿没有主诉,临床检查手段受限,诊断较为困难。

研究发现,婴幼儿一旦明确诊断贲门失弛缓症,建议早期干预,可以取得比成年人更为满意的疗效,且尽早解决进食问题,保证患儿充分的营养摄入,对患儿生长发育的影响亦小。但对于合并严重器质性疾病、严重营养不良、严重凝血功能障碍等的患儿,须谨慎对待。

(周平红)

大肠 "卫士" —结肠镜篇

67. 清肠剂有哪几种，应该如何选择

结肠镜检查前需要清洁肠道,常用清肠剂有以下几种。

(1) 复方聚乙二醇电解质散:大分子量聚合物与电解质的复方制剂,可使水分保留在结肠内,增加粪便含水量并软化粪便,促进排便。聚乙二醇电解质散剂为纯物理作用,在肠道内不吸收、不代谢,安全性良好,对肠道黏膜也无刺激性,是目前肠镜检查最常用的制剂。对于体质较差的老年或儿童,此制剂也是最安全的选择。聚乙二醇是慢性肾脏疾病(包括透析)、肾移植、肝硬化、充血性心力衰竭等患者的首选清肠剂。

(2) 甘露醇:可增加肠腔内的胶体渗透压,使水分保留在肠腔内而促进排便,机制同复方聚乙二醇。虽然效果不错,但肠镜下治疗使用电凝或电切术时,可能有气体爆炸的风险,故此药目前不常用。

(3) 硫酸镁:在肠道内难以吸收,大量口服形成高渗压而阻止肠内水分的吸收,扩张肠道,刺激肠壁,促进肠道蠕动。此外其还能引起十二指肠分泌缩胆囊素,此激素能刺激肠液分泌和蠕动。虽然硫酸镁口服后肠道准备较为充分,但其下泻作用较剧烈,可引起反射性盆腔充血和脱水。月经期、妊娠妇女及老人慎用。

(4) 磷酸钠盐:在肠道难以吸收,通过形成肠内高渗环境使肠内水分增加,扩张肠道而刺激肠道蠕动。口感较好,饮水量也不大,但价格较高。肾功能不全、肾移植后、肝硬化患者不应选择该类药物进行清肠。

(5) 中药:该类药物本身或分解后代谢产物可以刺激肠壁,使肠道蠕动增加,促使粪便排出。常用药物有蓖麻油、番泻叶等。刺激性较大,老人、儿童等慎用。

(郑嘉岗)

— 专家简介 —

郑嘉岗

郑嘉岗，上海中医药大学附属龙华医院消化内镜科主任，主任医师。现任上海市医学会消化内镜专科分会委员、上海市医师协会消化内科医师分会委员、上海市中西医结合学会胰腺疾病专业委员会委员等。

68. 结肠镜检查对人体有无伤害

正常操作的结肠镜检查对人体没有伤害。

检查前，负责设备清洗的专业人员会对所有检查器械进行规范化的清洗、消毒，符合国家的操作规范和流程，并不会引起传染病的交叉传播。

检查中，医师将结肠镜由肛门缓缓插入肠腔，因需要配合充气才能完整观察，患者可能会有腹部胀痛、压迫感或明显的便意，在进入弯道时，由于肠腔牵拉，也可能会引起明显的疼痛。当出现这些情况时，患者应当配合操作医师，深呼吸放松自己，切不可过于紧张、激烈反抗或大声喊叫，否则不仅会引起肠道痉挛，也会影响医师的进一步操作和判断。如患者出现不能忍受的疼痛或恶心、晕眩等情况，应当及时与医生进行沟通，暂停或终止诊疗。

检查完成后，部分患者由于肠腔内积气，可能会出现肠道痉挛的情况，这种情况一般可以在患者适当的走动，并上厕所排气后缓解。

特别提醒

在操作过程中，因患者无法配合检查，或操作不当等因素，极少部分的患者可能会出现出血、穿孔等并发症。因此检查完成后，患者最好确认没有明显的不适后再离开检查区域。检查后如出现便血、腹部疼痛剧烈且持续不可缓解，需要及时就诊，进行必要的处理与检查。

（郑嘉岗）

69. 哪些人群需要做结肠镜检查

（1）结肠癌是常见的恶性肿瘤之一，以40～60岁年龄组发病率最高。50岁以上的普通人群，无论性别，均应做一次肠镜健康检查。有肠癌或其他消化道肿瘤家族史以及家族性息肉病史的人群,可将初检年龄提前到35～40周岁。

（2）有不良生活习惯者：抽烟、喝酒、饮食不规律或暴饮暴食,喜食腌制和烧烤食品,工作及精神压力较大,经常熬夜者以及肥胖、缺乏运动者。少纤维、高脂肪饮食以及久坐等不良行为习惯都是结肠癌发病的高危因素。

（3）出现肠道症状的人群,如腹痛,大便习惯与性状改变,或经常便秘、腹泻、便血、大便隐血或大便带黏冻者。

（4）体检发现CEA、CA19－9等消化道肿瘤标志物升高者,不明原因大便隐血阳性患者。

（5）结肠癌术后或内镜下治疗后的患者,需要定期复查肠镜。

（6）炎症性肠病等药物治疗后的患者,需要定期随访复查。

（7）盆腔放射性治疗、胆囊切除术后者。

（郑嘉岗）

70. 无痛肠镜是怎么回事

世界疼痛协会的专家们为疼痛做出了以下定义：疼痛是一种不愉快的感受和情感体验,它伴随着现存的、潜在的或莫须有的组织损害。

无痛技术是在各种有创和无创医学检查和治疗中,对患者疼痛的有效治疗方法之一。施行无痛技术的目的是在进行某些诊断性和治疗性操作时,消除患者的焦虑,减轻或解除患者的疼痛,让患者保持静止或相对不动的状态,并确保其舒适与安全,以便操作能够顺利进行。

无痛肠镜可以减轻或消除在肠镜检查过程中的痛苦,如肠腔内的充气和过度膨胀造成的疼痛、肠道收缩痉挛时的疼痛、内镜检查时肠腔扭曲和操作时用力造成的疼痛以及内镜检查时通过弯曲度较大肠腔时进行牵拉造成的疼痛。

无痛肠镜最常用的方式是通过静脉注射一定剂量的镇静剂,从而使人镇静或意识丧失,达到无痛苦感觉、但保留自主呼吸及正常心血管功能的目的。无痛肠镜发展到今天越来越受到广大内镜检查患者的青睐,不仅无痛苦,还很安全。

（郑嘉岗）

71. 每个人都可以做无痛肠镜检查吗

有结肠镜检查适应证但恐惧常规肠镜检查者,一般情况下都可以行无痛肠镜检查。但也有一些情况属于无痛肠镜检查禁忌证或短时间内不应行无痛肠镜检查,如容易引起窒息的疾病如支气管炎多痰,慢性支气管炎肺代偿功能差,睡眠呼吸暂停综合征,过度肥胖,颈短,下颌小,严重支气管哮喘,严重肺心病;体质虚弱,血容量不足,休克,严重贫血,低血压,严重心动过缓及房室传导阻滞,严重高血压,严重心动过速;急性上消化道大出血、胃潴留;恶病质;严重心、肝、肾疾病,肝性脑病;过敏体质,尤其是镇静药过敏;孕妇及哺乳期妇女。

随着无痛技术的进一步成熟,有些以前不能进行无痛肠镜的患者现在也可安全进行无痛检查,原来的绝对禁忌证逐渐变成相对禁忌证。

(郑嘉岗)

72. 无痛肠镜检查前后应该注意哪些事情

无痛肠镜检查前和常规肠镜检查一样需要进行饮食过渡及肠道准备。结肠镜检查前 3 天进食少渣食物,检查前 1 天必须进无渣的低脂、细软流质饮食(如藕粉、米汤),上午做肠镜检查者,应于前一天晚上 9 时左右或者检查前 4 小时开始服用泻药进行肠道清洁,检查当日早餐应禁食;下午做肠镜检查者,检查当日早餐进半量流质饮食,于上午 9 时左右开始服用肠道清洁剂。如不耐饥饿者或过度禁食者饮糖水或静注 50％葡萄糖,避免诊疗时低血糖发生。

近年来,少数门诊检查者未按要求进食,由于服用足量泻剂,其肠道清洁度与饮食准备者无显著差异,虽然如此,仍以饮食准备为好。除了进行饮食准备及肠道准备外,应该在检查当日携带自身的病情资料及预约单。做无痛肠镜的患者应有家属陪同,检查当天不能开车。

检查前麻醉师一般会和患者进行无痛检查前谈话,内容包括了解患者病情、心肺功能的评估以及告知无痛检查存在潜在的风险,并签署知情同意书。因此家属应陪同患者并携带好以往相关病史资料。

检查结束后,麻醉师唤醒被检查者,然后转入复苏区。内镜检查大多在门诊进行,患者在检查恢复后可离开医院。离院标准是患者基本恢复到其检查前状况:意识状态清醒、血压及呼吸正常。

术后患者若有头晕或胃部不适感,需静卧休息,待好转后离院;2 小时内不能进食进水,2 小时后少进食。待患者达到离院的条件后,由亲属陪同下离开医院。无痛肠镜检查患者当天不应从事驾驶及高空作业。

(郑嘉岗)

73. 如何判断肠道准备是否充分

肠镜检查前,患者被要求充分做好肠道准备。那么如何判定肠道准备是否准备充分呢?

一般而言,肠腔清洁度判断:①清洁:检查部位肠腔无粪渣,无黏液或少量黏液,气体较少,不影响肠镜诊断;②不清洁:检查部位肠腔有散在的粪渣、黏液及大量气体,从而影响肠镜检查的正确诊断。

肠道清洁度判断分为4级。1级:肠腔内清洁,基本没有粪水,肠管萎陷;2级:肠管内很少黄色粪水,无胀气;3级:肠管内少量稀便或粪水,明显胀气;4级:肠管内大量粪便。

而肠镜检查者术前口服泻药多次排便后,也可自行判断。主要是看便器内粪水呈淡黄色,无粪质,自己无腹胀或便意感等,说明效果较好。

(张文明)

—— 专家简介 ——

张文明

张文明,复旦大学附属肿瘤医院内镜科教授,主任医师。现任中国抗癌协会大肠癌专业委员会委员、上海市医学会消化内镜专科分会委员。擅长消化道肿瘤的内镜诊治。

74. 结肠镜检查过程中会有哪些不适症状

一般肠镜检查过程中患者会有腹胀和腹痛等症状。肠镜检查时要向肠腔内不断注气,以便检查医生能够循腔进镜,精细地检查每一段肠腔,以防漏诊;同时,肠管的扩张充盈也可避免肠穿孔等并发症的发生。

患者在检查过程中要尽量放松全身,不要用力屏住腹部,积极配合医生变换检查体位,接受医生在腹部局部按压,保证肠镜检查顺利完成,同时也减少患者自身的不适感。

肠镜检查术后,患者会有胃肠道的不适,如轻微腹部胀气或疼痛,有时会有肛门不适、疼痛,或者想排便的感觉。一般多次肛门排气后就能缓解,有时自行或让家人抚揉腹部即可缓解不适。

无痛肠镜检查后,患者还会有头晕、眼皮发沉等麻醉后的药物效应,休息一下就可缓解。如果肠镜检查或治疗后出现持续性腹胀、腹痛,甚至大便出血等症状,应及时告知医师,排查肠道出血或穿孔可能,以便医生及时采取进一步处理措施。

(张文明)

75. 结肠息肉有哪些类型

结肠息肉中最常见的是腺瘤。结肠腺瘤与环境及生活习惯的改变有关,男性多于女性,随年龄增长而增多,癌变率为 1.4%～9.2%,摘除可减少结直肠癌发生的危险度。

结肠腺瘤分为管状腺瘤,绒毛状腺瘤和管状绒毛状混合型腺瘤。文献报道,小于 1 厘米的腺瘤 1.3% 可能恶变,1～2 厘米的腺瘤仅有 9.5% 会恶变,大于 2 厘米的腺瘤 46% 可能会恶变;管状腺瘤仅有 4.8% 会恶变,绒毛状腺瘤的恶变率为 40.7%。腺瘤发生癌变的过程至少需要 5 年,平均 10～15 年。

其他常见息肉类型有如下几种。

(1) 幼年性息肉:常见于幼儿,大多在 10 岁以下,70% 以上为单发,但亦可多发。

(2) 幼年性息肉病:多发性幼年性息肉,具有家族性。虽然幼年性息肉形态为良性,但由于多发且可同时合并腺瘤,因而恶性机会也大。一般于内镜下摘除治疗,对其家庭成员,应于 10 岁后开始终身定期筛检。

(3) 炎性息肉:非新生物性的,伴溃疡等,包括克罗恩(Crohn)病或溃疡性结肠炎等。

(4) 增生性息肉:为较小的半圆形,突出黏膜面,形似露珠状,无蒂。

(5) 结直肠息肉病:结直肠息肉达 100 个以上者属息肉(腺瘤)病,包括新生物性与非新生物性。①家族性腺瘤病(FAP):为常染色体显性遗传性疾病,结直肠内常布满息肉状腺瘤,如不及时治疗,35 岁以前约 3/4 癌变,至 50 岁以后几乎全部发展为癌。②加德纳(Gardner)综合征:是一种遗传性疾病,比家族性息肉病更少见。③黑斑息肉病(P-J 综合征):是一种少见的家族性疾病,为错构瘤,可发生于胃肠道任何部位。④卡纳达-克朗凯特(Canada-Cronkhite)综合征:为皮肤色素斑及幼年性息肉共存。

按病理专业类型也分为:异常隐窝灶(ACF)(包括炎性息肉、微腺瘤),腺瘤

(包括管状腺瘤、绒毛状腺瘤和混合性腺瘤),锯齿状病变(增生性息肉、无蒂锯齿状腺瘤和锯齿状腺瘤),还有遗传相关的息肉病。

结直肠癌大多源于腺瘤。肠镜检查发现息肉后,患者不必紧张。医生在检查中发现息肉后,会根据息肉的具体状况,进行活检并送病理检查。有时较小息肉活检时就可能直接摘除了,较大息肉需要待病理结果出来后,及时行内镜或手术治疗,结肠镜是结肠息肉治疗的首选。

(张文明)

76. 结肠镜下息肉摘除手术要注意些什么

首先,如果有息肉活检的话,要等活检病理结果出来,择期预约进行内镜下息肉摘除术。

其次,患者不要紧张,要做好充分的肠道准备,术前不要喝牛奶、豆浆等易产气食物;较大腺瘤的摘除术前最好检查一下凝血功能;有心脑血管疾病的患者,一定要在专科医生帮助下调整好状态,避免手术时出现相关症状;长期口服抗凝药物的患者,最好在专科医生指导下停止服用相关抗凝药物。

手术过程中,患者应积极配合医生,或者可以选择无痛肠镜。

再者,患者术后需要休息,避免重体力劳动或减少活动,防止术后出血等并发症出现。医生根据治疗具体情况,嘱患者选择稀软饮食或适当禁食,禁食期间予合理安排输液。

患者须注意腹痛及排便情况,如出现便血、剧烈腹痛腹胀等症状,及时报告医生处理,警惕并发症的发生;观察期间减少粗纤维食物进食,保持大便通畅,预防出血;定时随访复查肠镜。

(张文明)

77. 装起搏器患者的肠道息肉可以做肠镜治疗吗

内镜下息肉摘除术要应用高频电流,治疗产生的电磁干扰可改变心脏起搏器的起搏频率和起搏方式,易诱发恶性心律失常、室颤甚至心脏停搏。因此需在心内科医生的积极配合下,术前将起搏器调至 VOO 模式(固定频率型心室起搏模式),并对患者进行心电监测。

(张文明)

78. 肠镜检查会不会传染其他疾病

肠镜检查是安全的,不会传染其他疾病,也不会造成交叉感染,患者朋友们大可放心。

首先,正规医院肠镜检查术前要做肝功能和乙肝两对半指标检测,现在又要求进行 HCV(丙型肝炎病毒)、HIV(人类免疫缺陷病毒)和梅毒抗体等传染疾病的检测。从源头上,避免交叉感染发生的可能。

其次,医院内镜中心有严格的消毒制度和监督机制,而且需要通过国家机构认证。一般内镜准备要经过水洗、酶洗、浸泡消毒、清水冲洗和吹干等一系列步骤。消化内镜中心均按卫生主管部门要求对内镜实施了规范的全浸泡式人工清洗消毒,配备了全自动的内镜清洗消毒机对内镜进行清洗消毒,并有系统的监测,杜绝交叉感染的机会,确保医疗安全,做到一镜一卡,每根肠镜使用后的洗消均可被追溯消毒过程。

再者,内镜下活检或者内镜下治疗基本上采用一次性用品,也杜绝了交叉传染的可能。

(张文明)

79. 结肠镜检查常见的疾病有哪些

人类的结肠包括盲肠、升结肠、横结肠、降结肠和乙状结肠、直肠,在腹腔内排列成"M"形,将小肠包围在内。结肠镜检查时经肛门口过肛管依次经过直肠、乙状结肠、降结肠、横结肠、升结肠,到达结肠与小肠的连接处即回盲部,成人结肠全长约 130 厘米。

经过结肠镜检查可以发现以下疾病。

(1) 溃疡性结肠炎:典型的溃疡性结肠炎内镜下可见结肠黏膜多发性浅溃疡,病变大多从直肠开始,慢性病变者可见结肠袋变浅、变钝或消失,假息肉或黏膜桥形成;根据其病变位置可分为全结肠炎、左半结肠炎、右半结肠炎、乙状结肠和直肠炎、区域性结肠炎。

(2) 结肠克罗恩(Crohn)病:典型的克罗恩病在结肠镜下表现为结肠黏膜节段性病变,呈孤立分散的纵行溃疡,有鹅卵石样改变,病变多侵犯回肠末端,并可见瘘管形成。

（3）肠结核：病变主要在回盲部，内镜下见结肠黏膜充血水肿，溃疡形成，可见典型的鼠咬样溃疡表现。

（4）缺血性结肠病：缺血性结肠病多见于老年患者，突然出现腹痛、便血。结肠镜下可见病变多以结肠脾曲为中心呈节段性发生，结肠节段性的黏膜充血、水肿、瘀斑、黏膜下出血，黏膜呈暗红色，可有部分黏膜坏死，溃疡形成，呈环形、纵形、蛇形及散在溃疡。

（5）结肠息肉：结肠息肉可单发，亦可多发，内镜下息肉的形态多样，呈扁平、半球形、圆形隆起，也可沿肠壁侧向生长；息肉可无蒂，也可出现长蒂、亚蒂；根据其病理结肠息肉可分为炎症性、增生性、管状腺瘤、绒毛管状腺瘤等类型。

（6）结直肠肿瘤：结肠镜是诊断结直肠肿瘤的金标准，内镜下可见肿瘤呈菜花样生长，环肠腔生长，并致不同程度的肠腔狭窄。

结肠镜检查还可发现非特异性结肠炎、脂肪瘤、结肠憩室、黑肠病、结肠毛细血管扩张等疾病。

（许树长）

80. 结肠镜诊治过程中有哪些常见并发症

结肠镜检查是一种侵入性检查，诊治过程中难免对肠壁有轻重不同的医源性损伤，会有一定穿孔风险。

对于结肠炎、结肠息肉、结肠癌患者，更容易发生肠穿孔。直肠、乙状结肠与结肠其他部位比较，肠管较狭窄，肠壁较薄，乙状结肠及降结肠移行部结肠系膜较长，肠管冗长迂曲，肠镜在此段行进时易形成袢，一方面增加了通过的难度，另一方面镜头端对肠壁的直接作用及过高的肠管压力均增加了穿孔的危险。

消化道出血是结肠镜诊治过程中另一常见的并发症。诊断性的结肠镜检查出现消化道出血较少，过程中可能因为吸气、牵拉导致黏膜破损，或者因为做结直肠肿瘤活检时，因肿瘤组织较脆，供血丰富，出现活检后出血，一般不严重，不必特殊处理。

较为严重的消化道出血多见于结肠息肉治疗，绝大多数息肉切除出血发生在息肉切除时，也有部分患者会发生迟发性出血，早期迟发性出血是指手术治疗后1～24小时发生的出血，晚期迟发性出血是指手术24小时以后到切除术后3

周内发生的出血。

为避免或预防并发症的产生,需充分进行诊治前的准备。

(1) 良好的肠道准备,清晰的操作视野可显著减少因肠镜误触肠壁导致的穿孔或肠壁出血。

(2) 充分的术前检查,尤其是拟行结肠息肉摘除术的患者,术前应常规行心电图、血常规、血凝常规、生化等检查,以评估患者身体条件是否耐受。

(3) 提供详细的病史:有血液系统疾病史、肝脏疾病史、出血性疾病家族史、口服抗凝药物或某些中药史,需提前告诉医生,尤其是进行结肠息肉摘除时,术前需停用某些药物一周。

(许树长)

81. 结肠镜下手术治疗后需要注意哪些问题

结肠镜下的手术治疗,最常见的是针对各种息肉的治疗。当结肠镜检查发现结肠息肉时,根据息肉的大小、形态、病理情况,可采取氩气烧灼、圈套器电凝切除、黏膜切除术、黏膜剥离术等方法切除息肉。

单个的、较小的息肉,术后仅需观察粪便情况,一般不必特别处理。较多或者较大的息肉,结肠镜下手术治疗后需注意以下几点。

(1) 治疗后根据术中情况,需禁食 1～3 天,若有突发情况,可能延长禁食时间。

(2) 开始进食后,先从米汤、白粥流质饮食逐渐过渡到正常软食。1 周内禁食过硬或含纤维素较多的食物,忌暴饮暴食,忌饮酒、吸烟。

(3) 术后避免用力排便或排尿,避免长期间蹲坐马桶。

(4) 术后若出现腹痛、便血、胸闷、呼吸困难等症状,需及时告知医务人员。

(5) 一周内尽量避免过劳,或情绪紧张、激动,避免从事有可能使腹压增加的活动或剧烈咳嗽。适度休息,适量活动。

(6) 术后常规 3～6 月复查肠镜,了解术后伤口情况及评估预后情况,根据病理情况必要时适当缩短或延长复查时间。

(许树长)

82. 一次结肠镜检查是否能解决所有肠道问题

正常成人的结肠长度在 130 厘米左右,在乙状结肠、脾曲、肝曲存在角度较大的弯曲,部分人由于结肠冗长,会出现更多的角度较大的弯曲,同时结肠内还形成了众多的环状皱襞。

由于以上结肠解剖结构的特点,在进行结肠检查时,结肠镜难以发现皱襞背面的病变。尤其是当结肠拐弯的角度锐利时,结肠镜固定困难,易滑脱,并且受结肠镜头端弯曲角度的影响,难以发现某些位置的病变。同时,当进行结肠镜检查时,患者肠腔内粪汁的多少、结肠收缩程度、不同的体位、肠壁痉挛或过度收缩导致肠道无法完全充气等因素,均会影响肠道病变的发现。

因此,结肠镜检查允许并存在一定的漏诊率,同一个患者短期内由不同医生进行肠镜检查,发现息肉的个数、部位可能也不完全相同。因此,对于结肠息肉患者,尤其是多发的,病理提示为管状腺瘤病变者,建议多次定期复查结肠镜。

（许树长）

83. 如何提高结肠镜检查的质量

随着我国消化内镜技术的普及,结肠镜检查数量日益增多。结肠镜检查虽然相对安全,但是仍存在一定的风险和痛苦,尤其是对一些特殊患者来说,例如腹型肥胖、体形偏瘦以及有腹部手术史等患者,穿孔风险与痛苦相应提高。在临床上如何提高结肠镜检查质量主要集中在以下几个方面。

（1）术前饮食准备:在进行结肠镜检查前,患者需提前 3 天开始少渣清淡饮食,少食含纤维素、粗糙的食物;对于有便秘史的患者更需要在术前给予适当的通便药物,然后再进行清肠,以保证达到最好的清肠效果。

（2）肠道准备:良好的肠道准备可大大减少并发症的发生、减少疾病的漏诊、提高微小疾病的发现率。目前强烈推荐分 2 次服用 4 升聚乙二醇电解质溶液,同时联合使用西甲硅油减少肠内气泡量。

（3）医生观察方法:进镜和退镜同时观察肠道,在实际操作中,至少要做到退镜时间达到 6 分钟,退镜过程要做到不丢失视野,避免径直退镜,防止大段肠管退出。遇到没有看清的肠段或者可疑病变的肠段要反复进镜,镜头多方向调节,并将皱襞吹开,多角度观察,将漏诊的可能性降至最低。只要发现黏膜可疑病变,应反复观察、必要时取活检协助诊断。

（许树长）

84. 除了诊断，结肠镜还可以做哪些治疗手术

近年来,随着结肠镜技术的迅速发展,其不再简单地只用于疾病的观察,而是可以完成多种疾病的内镜下治疗,主要集中在以下几个方面。

（1）肠道出血：结肠镜下可通过在出血部位注射或喷洒止血药物、电凝止血、钛夹夹闭出血灶等方法对出血部位进行止血治疗。

（2）肠道息肉：根据息肉大小、形态、病理类型,可采用氩气烧灼、圈套器电凝电切、内镜下黏膜切除术、内镜下黏膜剥离术等方式切除病变。

（3）肠道狭窄：肠道良性病变瘢痕形成导致的结肠狭窄,可通过内镜下球囊扩张术扩张狭窄;对于恶性肿瘤导致的狭窄、不全或完全肠梗阻,可先在手术前置入支架,待患者梗阻症状缓解后,再进行手术切除治疗,可大大降低手术的感染率,避免腹壁造瘘二期手术。

（4）肠穿孔：既往在结肠镜诊治过程中出现穿孔并发症后,大部分选择手术治疗。现在随着内镜技术和器械的发展,一般的肠穿孔都可在内镜下进行缝合,避免了患者手术之苦,且患者术后恢复快,并发症少。

（许树长）

85. 超声结肠镜检查前准备与结肠镜有什么不同

超声内镜检查前的准备与普通肠镜检查前的准备大体相同,如均需服用清肠剂及祛泡剂,但由于超声内镜需对病变位置进行定位、超声扫描,故对肠道要求较高。术前需给予肌内注射山莨菪碱及地西泮减少肠道蠕动,便于超声探头对病变位置进行较好的扫描,以观察消化道管壁各层组织结构及其邻近器官的病变情况。

（许树长）

86. 超声结肠镜有什么作用

超声结肠镜的适应范围广泛,其适应证主要为以下两点。

（1）结肠恶性肿瘤：应用超声肠镜可清晰观察到肿瘤侵犯肠壁的情况，并可评价病变周边组织器官受累情况，进行肿瘤分期，以评估手术可切除性、预后和指导治疗方案的选择。

（2）黏膜下肿瘤（如平滑肌瘤等）：通过超声肠镜，可确定病变是否为管壁外病变、器官压迫或管壁本身病变，判断病变确切起源、性质、范围，并指导治疗方案的选择。

（孙会会　许树长）

最长途"镜"
——小肠镜篇

87. 双气囊小肠镜是如何进行工作的

小肠是消化道空腔脏器中的重要一环,长3～5米,包括空肠和回肠,担负机体绝大部分的消化和吸收功能。既往缺少可以直接抵达深部小肠的内镜,气囊辅助式小肠镜的问世解决了这一难题。

小肠疾病的最终确诊,需要依靠小肠镜这一可靠手段,小肠镜也是小肠疾病检查的金标准。因为小肠镜属于真正意义上的内镜,和常用的胃镜和结肠镜一样,可以在直视下检测病变,并且可以活检获得病理诊断,准确性在小肠疾病检查的各种方法里最高。但是小肠镜也有缺点,因为小肠的长度很长,要一次完成整个小肠的检查几乎是不可能的,所以一般要做经口和经肛两次才能对接。

那么,小肠镜是如何工作的呢?因为小肠平时是游离于腹腔内,依靠小肠系膜固定于腹腔,在体内呈松散的盘绕状态,因此,若想采用1根很长的内镜来插入完成整个小肠检查是不可能的。这就要用到辅助的"气囊",通常双气囊小肠镜(DBE)有一根外套管来支撑,其长度比小肠镜短50厘米(小肠镜长度约2米),同时在内镜前端和外套管前端各有一个气囊,气囊充气时的直径为3～5厘米,这就可以从肠腔内拉住小肠黏膜(小肠黏膜有很强的延展性),通过交替牵拉2个气囊,将小肠逐步拉近操作者,类似于"拔绳子"的动作,只不过将外部的双手交替动作替换为肠腔内的气囊动作,从而抵达深部的小肠。单气囊小肠镜(SBE)的机制类似于双气囊小肠镜,只不过省略了内镜前端的那个气囊,代替以内镜的钩拉动作。

DBE系统利用2个气囊交替固定肠管,利用有效长度仅2米的内镜和柔软的外套管交替插入,来完成对3～5米长的小肠的诊疗工作,并且需要采用经口及经肛两种途径来完成对接。整个过程类似于"折叠窗帘"的情况,将充分皱褶的小肠固定于外套管上。经口进镜和经肛进镜的机制基本类似,但略有不同。

(杜奕奇)

—— 专家简介 ——

杜奕奇

杜奕奇,海军军医大学附属长海医院消化内科副主任、主任医师、教授。胰腺疾病和小肠镜技术领域专家,致力于小肠疾病科普宣教。担任中华医学会消化病学分会青年委员会副主任委员、胰腺学组副组长,中华医学会消化内镜学分会小肠镜学组副组长,中国医师协会胰腺病学专业委员会常务委员、总干事,上海市医学会消化系病专科分会委员、胰腺学组组长。

88. 做小肠镜如何选择先经口还是先经肛的进镜途径

小肠镜检查通常需要完成经口及经肛进镜 2 次检查,才能完成对接,即"全小肠检查"。那么是否所有的患者都要经历经口和经肛小肠镜 2 次检查呢?事实上,很多小肠病变有可能单侧就发现了病变,并足以根据小肠镜检查的结果开展后续治疗,就不需要再做对侧的检查了。毕竟,小肠镜检查也是比较耗时、费力、需要麻醉的。那么,如何选择首次小肠镜的进镜途径,并提高首次检查的阳性率呢?这就需要按照患者的症状、其他检查的结果或所怀疑疾病的好发部位来判断。

首先,患者的症状和临床表现对于选择小肠镜的进镜途径有直接意义。例如,对于不明原因消化道出血的患者,如果胃镜和结肠镜都是阴性结果,也没有其他的小肠影像学证据(如胶囊内镜或小肠 CT),那么出血的表现对于判断出血部位有较高价值。空肠的出血多以黑便为主(因为血液在消化道内留存时间长,血红蛋白被硫化的结果),这时选择经口进镜有可能发现病变(如空肠间质瘤、血管畸形等)。但是空肠出血的量大、速度较快时,也可表现为暗红色的血便。通常的血便被认为是来源于回肠(离回盲瓣较近),因此血便时通常选择经肛进镜。腹泻的症状也通常选择经肛进镜,因为引起腹泻的回肠病变较多(如克罗恩病等)。腹痛的症状不具有特异性,通常也很难根据腹痛的部位来选择进镜途径。

其次,根据其他影像学的结果来选择小肠镜的进镜途径非常重要。如果前期做过胶囊内镜的检查,对判断病变的大致部位很有价值。可以通过胶囊内镜发现可疑病变的时间除以胶囊内镜在整个小肠内的运行时间的比例来判定,胶囊内镜在空肠运行的速度要慢一些,如果该比例大于 0.6,则选择经肛进镜,反之则选择经口进镜。此外,小肠 CT 的结果对于小肠镜进镜途径的选择也很重要,如果 CT 提示空肠或回肠病变,则可选择相对应的经口或经肛途径。

最后,还可以根据疾病的好发部位来决定进镜方向。如果怀疑克罗恩病,则应首选经肛途径,因为克罗恩病的好发部位是回肠,可为多发的小肠溃疡或狭窄病变,经肛小肠镜的阳性率要高于经口小肠镜。同样,怀疑麦克尔憩室出血时,也要选择经肛进镜,因为该病属于先天畸形,好发于末端回肠和距回盲瓣 1 米之内的回肠。反之,对于怀疑 PJ 综合征(一种遗传性息肉病)的患者,经口途径是首选,因为该病的息肉空肠多于回肠。

(杜奕奇)

89. 除了诊断外,小肠镜能否用于治疗

小肠镜作为消化内镜的一种常规技术,同样具有对相关疾病进行治疗的功能。理论上,在胃镜和结肠镜中已经应用成熟的治疗技术,包括息肉摘除术、内镜下止血术、球囊扩张术、套扎术等,均可应用于小肠镜。当然,由于小肠空间的狭小,以及小肠镜镜身的长度要长于胃镜和结肠镜,在治疗操作时存在一定的困难。

(1) 小肠息肉摘除术:小肠息肉可分为许多类型,例如增生性息肉、腺瘤、家族性腺瘤性息肉病(FAP)、家族性幼年性息肉病以及黑斑息肉综合征(PJ 综合征),除了增生性息肉以外,其他的息肉都存在潜在的恶变风险,需要监测并且及时治疗。小肠镜适合于 PJ 综合征患者的定期复查和息肉切除,从而预防肠套叠、肠出血和肿瘤等发生,避免多次开腹手术。

(2) 小肠狭窄扩张术:小肠狭窄是克罗恩病常见的临床表现,可导致肠梗阻或穿孔等严重临床后果。有多达 30％的克罗恩病患者伴有小肠狭窄,既往这些患者需要外科手术切除小肠或者进行狭窄成形术。治疗型双气囊小肠镜能够用于实施内镜下球囊扩张术,相当于将小肠狭窄的部位"撑开",从而改善患者的肠梗阻症状。

(3) 小肠静脉瘤套扎术:胃肠道任何部位都可以发生血管瘤,但最多见于空肠,其次为回肠、结肠,可为单发或多发。小肠血管瘤的临床表现无特异性,主要表现为消化道出血,大量出血者需立即手术切除病灶,隐匿性少量出血可选用内镜下止血治疗如静脉瘤套扎术。

(4) 辅助 ERCP:对胃肠道解剖结构改变的患者行 ERCP 颇为困难,因为常

规的胃镜和十二指肠镜由于长度的限制,无法抵达手术后的十二指肠乳头或吻合口部位,但小肠镜具有先天的优势,可用来对该类患者进行 ERCP 操作,成功率为 60%～70%。

(5)小肠异物取出术:小肠镜能够取出小肠腔内的多种异物,包括胶囊内镜、塑料支架、假牙、细针和寄生虫等,从而使患者免于外科手术治疗。可以通过使用异物钳、息肉圈套器或者网篮将异物移除。报道最多的小肠异物是胶囊内镜,这也为胶囊内镜广泛用于小肠疾病的筛查提供了有效保障。

(杜奕奇)

90. 小肠镜能不能将小肠异物取出

小肠的异物比较罕见,因为理论上能通过幽门、进入十二指肠的物体,都可以通过回盲瓣进入结肠,从体外排出。比如光滑的硬币、直径<2 厘米的光滑物体等,不需要内镜或手术治疗。但在某些情况下,是需要小肠镜加以尝试取出的,必要时还要外科开腹手术。

一种情况是异物本身是光滑的、可以通过幽门的,但是因为小肠内有隐匿性的狭窄(如克罗恩病),造成异物的嵌顿。最经典的异物就是胶囊内镜,表面非常光滑,直径也足以通过幽门、回盲瓣和整个小肠,但是当遇到小肠内有直径<1 厘米的狭窄时,就可导致胶囊内镜滞留。这时就可以采用经口小肠镜的方法尝试取出(套住胶囊内镜后"原路"返回,经肛进镜会遇到狭窄,扩张后才能取出),成功率可达到 70%。即使不能顺利取出(通常小肠有多个狭窄),也可经肛进镜发现病变,采用针对性的药物治疗(如克罗恩病的激素治疗),部分滞留的胶囊内镜会因为狭窄部位的缓解而自行排出。仅有不到 10% 的病例(如小肠肿瘤、肠梗阻等)需要外科手术取出胶囊内镜。

其他少见的异物还有假牙、筷子、鱼钩、细针等。对于长条形异物,需要套住异物后调整角度拉出,而对于锋利的异物如鱼钩,则需要判断异物是否已经嵌入肠壁,避免因牵拉造成穿孔,应及时选择外科手术。

(杜奕奇)

91. 小肠镜检查需要麻醉吗

小肠位于胃和结直肠中间,游离盘曲于腹腔中部。由于小肠解剖结构的特殊性,小肠镜检查的操作比常规胃肠镜检查复杂些,操作时间较长,一般需要1小时左右,操作过程中需要反复勾拉、进退镜身。在小肠镜进退、勾拉肠道时可能会导致咽喉及腹部不适,甚至疼痛。而且,患者在清醒状态下接受检查容易出现紧张、焦虑甚至抗拒心理,很难配合完成小肠镜检查。因此,进行小肠镜检查时,对患者进行合适的镇静、镇痛或麻醉非常必要,也非常重要。

每一位接受麻醉的患者需先由麻醉医师进行麻醉安全性的评估,以决定是否能够进行麻醉下小肠镜检查。如果患者年龄大、基础疾病较重不能耐受静脉麻醉,麻醉医师会适当应用一些镇静、镇痛剂及解痉剂来减少患者检查过程中的不适感。经口小肠镜检查时,为了避免长时间麻醉后口咽部的分泌物及胃液误吸入气管,往往需要采用气管插管麻醉方式。在气管插管前,麻醉医生会先对患者进行静脉麻醉,使患者进入无痛苦状态,然后再进行气管插管。

经肛小肠镜检查一般不需要气管插管,多采用静脉麻醉方式。在小肠镜检查过程中,麻醉医师会全程严密监测患者的心率、呼吸、血压、血氧饱和度等生命体征,以确保安全。操作结束后,患者会被安排在苏醒区,由麻醉护士看护,直至完全清醒后方可送回病房。

门诊检查的患者需要观察30~60分钟,待完全清醒,无腹痛、恶心呕吐等不适后方可离开。虽然小肠镜检查可能会导致患者不舒服,但适当的静脉镇静、镇痛或麻醉保证了患者在检查过程中不会感到任何不适。很多患者做完小肠镜检查清醒后,都会非常惊讶地说:"检查已经结束了吗?我怎么一点感觉也没有,完全不痛啊!"

(郭杰芳)

—— 专家简介 ——

郭杰芳

郭杰芳,海军军医大学附属长海医院消化内科副主任医师、副教授。擅长小肠疾病及胰胆系统疾病的内镜诊断与治疗。现为亚太超声内镜联盟(AEG)成员。

92. 接受小肠镜检查与治疗后需要注意哪些问题

小肠镜检查后,部分患者会出现不同程度的腹胀,可以行走或适当轻柔按摩腹部以促进排气,排气后腹胀就会明显缓解。因为镇静、麻醉的原因,小肠镜检查后患者的吞咽反射不会立即完全恢复,因此需要观察 2～3 小时,待饮水无呛咳后才能进食。

经口小肠镜检查的患者其咽喉部可能会因内镜反复进退、摩擦而导致水肿,宜进食清淡温凉半流质一天,避免食用过热、粗糙及辛辣刺激性食物,进食量由少逐渐增加至正常量。如果进食后即出现明显的上腹部疼痛,需要及时就医以排除胰腺炎症可能。

经肛门进镜的患者检查后可能会出现腹胀、隐痛等不适感,检查后当天不宜进食易产气的食物如牛奶、豆浆等,之后可以根据医嘱进食。检查后数小时内,由于镇静麻醉的效应,部分患者会出现轻度头晕、恶心等不适,需要有人陪护,且检查后 24 小时内不能驾车或进行机械操作、高空作业等,以防止意外发生。

接受小肠镜下治疗如小肠镜下息肉摘除术、狭窄扩张术等的患者,术后应静卧休息、禁食、禁水,监测血压、心率等生命体征,并进行静脉输液,何时能恢复饮食需遵从医嘱。

(郭杰芳)

93. 哪些患者需要接受小肠镜检查

小肠镜主要用于小肠疾病的诊断以及部分小肠疾病的内镜下治疗。行小肠镜检查前,必须先行胃镜、全结肠镜或其他检查,明确排除上消化道和/或结直肠病变。临床具体适应证如下。

(1) 不明原因的小肠出血或缺铁性贫血:在原因不明的消化道出血中,小肠源性出血为主要原因(80%)。对于小肠出血患者,在行小肠镜检查前应做相关的"筛选性"检查,了解出血的大致部位和可能的病因,对内镜的进镜方式选择有帮助。

(2) 小肠梗阻:小肠梗阻的常见原因为肿瘤、克罗恩病引起的狭窄、手术后粘连或邻近脏器压迫等,而操作前梗阻是否解除、能否完成肠道准备对小肠镜检查的成功率有重要影响。

(3) 小肠炎症、溃疡、糜烂性病变:相关检查提示小肠内存在相关病变,以便通过小肠内镜检查明确疾病特征、范围等。

有以下情况的患者不适合小肠镜检查:严重心肺功能异常、无法耐受长时间内镜操作者;全身一般情况差、严重贫血(血红蛋白<60 克/升)、低蛋白血症(白蛋白<25 克/升)或重要脏器功能不全者;多次腹部手术史,有严重肠粘连

者;孕妇;大量腹腔积液患者;麻醉高风险患者;低龄儿童;食管胃底中度以上静脉曲张者;肠管严重狭窄者;凝血功能明显异常者;肠梗阻未解除、无法完成必要的肠道准备者。

（钟　捷）

— 专家简介 —

钟　捷

钟捷,上海交通大学医学院附属瑞金医院消化内科主任、教授、博士生导师。担任中华医学会消化内镜学分会委员及小肠疾病学组副组长。长期专注于消化内科疾病的临床诊治,尤其在小肠疾病和炎症性肠病方面经验丰富。

94. 接受小肠镜检查前应注意哪些问题，需要做哪些准备

气囊辅助式小肠镜检查分经口或经肛两种途径,注意事项和准备也是不同的。

(1) 经口小肠镜检查:在大多数经口检查的患者中,小肠镜可抵达回肠上中段。无消化道梗阻患者,经口检查前仅需禁食 12 小时以上即可。因为食物通常不易在小肠内停留,6~8 个小时后,绝大部分的食物可进入大肠。但由于肠道内的淡黄色液体(小肠液、胰胆液体)会黏附于小肠黏膜表面,部分影响对黏膜的观察。建议经口操作前 12 小时口服半剂量的肠道准备药物和 1 000 毫升以上的净水和祛泡剂。

(2) 经肛小肠镜检查:经肛小肠镜通常可以抵达空肠中上段,其肠道准备要求高于普通的全结肠镜检查,患者在操作准备时需饮至少 3 000 毫升水和祛泡剂,这样可将肠道冲洗干净,有利于对黏膜的观察。检查前 2 天进食流质或半流质,少渣饮食为主,忌食火龙果、猕猴桃等含籽水果。即使操作前数天内患者未曾进食,如果不做彻底的肠道清洁准备,肠道内仍会有较多的内容物和肠液残留,会对操作造成不利影响并影响观察视野。

不论何种途径进镜,其他需要注意的问题包括:注意患者的全身一般情况、有无麻醉禁忌、有无严重贫血或低蛋白血症、既往手术史、抗凝药物服用史等。

（钟　捷）

95. 小肠镜下常见的小肠病变有哪些

小肠镜下常见的内镜表现包括：小肠肿瘤、小肠慢性炎症性改变、小肠感染性疾病、小肠结构异常性改变、小肠血管-淋巴管性病变等。

小肠肿瘤可分为上皮来源和非上皮来源两大类，上皮来源的肿瘤主要为腺瘤或者腺癌。腺瘤可以是单发或多发的，部分长期存在的腺瘤可发展为恶性。腺癌在形态上可分为增生型、溃疡型和缩窄型。溃疡型主要表现为消化道出血，而增生型和缩窄型主要表现为肠道梗阻。

非上皮来源的肿瘤包括：间质瘤、淋巴瘤、血管瘤、脂肪瘤、类癌、神经内分泌肿瘤、平滑肌瘤、纤维瘤等。间质瘤的生长方式可分为腔内、肠壁和腔外型。生长到一定程度时会在中央形成溃疡并引起出血或者压迫、堵塞肠腔造成梗阻。淋巴瘤多发于回肠中下段，其形态多样，大多数边界不清，呈现节段性和多发性。病灶处黏膜可有明显的充血、糜烂或不同程度的溃疡，溃疡形态不规则、大小各异；少数病灶为团块样增生或有一定边界。

小肠慢性炎症性疾病由多种原因所致，主要包括：克罗恩病、药物性溃疡、放射性肠炎、白塞病、非特异性小肠炎。

炎症改变的形态各不相同，常见包括溃疡、糜烂、水肿、充血、炎性增生以及肉芽组织形成等。不同区域和病期可同时存在，部分疾病具有内镜下特征，而部分疾病则为非特异性。

小肠感染可源于不同种类病原菌，主要包括细菌、病毒、真菌和寄生虫等，诊断需要依靠病原学检测。肠道艰难梭菌感染可在肠腔内见到黄色伪膜形成；肠道巨细胞病毒感染可见肠道黏膜呈深凿样溃疡形成；肠道结核时病变分布以末端回肠和回盲部多见，形态可呈环形或不规则、溃疡周边高低不平（鼠咬症），急性期可有血性渗出物附着，溃疡周围有明显的红晕征。

小肠结构性病变多为先天性疾病，主要包括小肠憩室病、梅克尔憩室、重复畸形、囊状扩张、环形溃疡伴部分狭窄。

小肠血管-淋巴管性病变种类繁多，临床上常见的有动脉瘤、小肠迪厄拉富瓦病（Dieulafoy）、动静脉畸形、小肠静脉瘤或瘤样扩张、毛细血管发育不良、淋巴管扩张症以及淋巴管瘤等。

（钟　捷）

吞下"相机"
——胶囊内镜篇

96. 胶囊内镜有哪几种

胶囊内镜可分为食管胶囊、胃胶囊、小肠胶囊、结肠胶囊内镜。

小肠胶囊内镜即专门用于小肠管腔黏膜检查的胶囊内镜,它体积小、检测过程舒适,适用于老年体弱和危重患者的检查,也可为小肠镜检查提供依据。

结肠胶囊内镜是一种新型非侵袭性全结肠检查手段,目前上市的胶囊内镜,已可独立完成结肠检查的任务。

此外,还有一种特殊的胶囊内镜——磁控胶囊内镜机器人。

胃腔很大,传统胶囊往往不能全面观察;而磁控胶囊即在传统胶囊内镜的基础上,内置永久性微型磁极,通过体外能产生磁场的机器操纵胃内胶囊,精确调控镜头位置和方向,全方位无死角观察胃内情况,达到全面诊断的目的。

这种特殊的胶囊内镜无痛、无创、无麻醉,无交叉感染,全方位无死角,检查快捷,操作简便等特点给胃部检查带来了全新体验。

目前我国胃及小肠胶囊内镜的价格在 3 000~4 000 元,结肠胶囊内镜的价格在 7 500 元左右。

(廖 专)

—— 专家简介 ——

廖 专

廖专,海军军医大学附属长海医院消化科副主任,博士,副教授。担任上海市胰腺疾病研究所副所长,中华医学会消化内镜学分会青年委员会副主任委员、胶囊内镜协作组组长,上海市医学会消化内镜专科分会委员兼秘书。主要从事胶囊内镜和慢性胰腺炎的内镜微创诊治。

97. 胶囊内镜检查有何风险

胶囊内镜检查并不痛苦,其大小类似中指的 1/3,就水吞咽,无明显困难。吞服后穿着胶囊信号接收衣至少 10 小时(直至接收衣上的信号指示灯熄灭),胶囊随粪便自动排出。和传统内镜相比,胶囊内镜检查为无痛、无创的舒适检查,然而也有一定风险,如胶囊滞留、误吸入气道等,但风险极低。

胶囊内镜检查后胶囊停留于胃肠道 2 周以上则定义为胶囊滞留。腹部 X 线摄片检查及磁控手柄探查能帮助确定胶囊是否排出。滞留的胶囊可首先辅助使用肠道润滑剂协助排出,如排出失败,则可尝试通过外科手术或气囊辅助式小肠镜予以取出。

胶囊镜检查简单、无痛苦,患者依从性较高。胶囊直径 11 毫米左右,最小 7 岁的儿童可以吞服,但具体取决于配合程度。如果非检查禁忌,推荐老人及小孩使用。

(廖 专)

98. 胶囊内镜检查适合哪些人

小肠胶囊内镜检查主要适用于:①不明原因的消化道出血;②不明原因的缺铁性贫血;③疑似克罗恩病或监测并指导克罗恩病的治疗;④疑似小肠肿瘤;⑤监控小肠息肉病综合征的发展;⑥疑似或难以控制的吸收不良综合征(如乳糜泻等);⑦监测非甾体类消炎药相关性小肠黏膜损害;⑧临床上需要排除小肠疾病者。

怀疑结肠疾病的患者,尤其对传统结肠镜检查依从性较差的患者来说,结肠胶囊内镜的出现无疑是一个福音。适合结肠镜检查的人群有以下几种:需要接受结肠镜检查,但不能耐受或条件不允许者;结肠镜检查无法到达回盲瓣,同时无消化道梗阻者;溃疡性结肠炎的随访,以指导治疗;普通人群的结肠病变筛查。

胶囊内镜在我国应用广泛,很多三甲医院(如长海医院、仁济医院等)和体检中心均引进了胶囊内镜。胶囊内镜对胃肠道疾病检查具有较高的准确性及特异性,检查方便,无痛苦,患者依从性高,未来可作为胃肠道疾病筛查的基本项目。如果经济条件许可,建议进行胶囊内镜检查。

总的来说,大部分人都适合做小肠胶囊内镜,但装了心脏起搏器的人不建议做胶囊内镜。虽然目前没有任何有关胶囊内镜造成心脏起搏器失效的报道,但胶囊接近起搏器时存在内镜影像有部分缺失的现象,这说明两者之间存在相互作用。

特别提醒

无手术条件或拒绝接受任何腹部手术者,由于一旦胶囊滞留将无法通过手术取出,所以属于胶囊内镜检查的绝对禁忌证。而相对禁忌证的人群如下:①已知或怀疑胃肠道梗阻、狭窄及瘘管;②心脏起搏器或其他电子仪器植入者;③吞咽障碍者;④孕妇。

(廖 专)

99. 小肠胶囊内镜检查适用于哪些疾病

小肠胶囊内镜目前用于各种肠道疾病的诊断,对多种疾病的检查率优于多种传统小肠镜检查。

(1) 不明原因消化道出血:胶囊内镜对不明原因消化道出血的总体诊断率为35%～77%,最佳检查时机为出血刚停止数天至2周内。

(2) 克罗恩病:胶囊内镜可用于小肠克罗恩病的初次诊断、监控疾病的复发、明确病变的范围和严重程度、评估药物、手术治疗疗效。胶囊内镜对克罗恩病的诊断率为43%～77%,优于小肠钡灌、CT小肠重建、MRI小肠重建、结肠镜逆行回肠检查。诊断敏感度可达90%。

(3) 小肠肿瘤:小肠肿瘤大多见于因其他指征而进行的胶囊内镜检查中,尽管胶囊内镜的发现率高于CT检查,但仍存在约19%的漏诊率。最常见的临床表现为不明原因消化道出血或贫血(占80%)。

(4) 遗传性息肉病综合征:胶囊内镜在非家族性腺瘤性息肉病、非PJ综合征患者中,息肉检出率显著高于磁共振小肠重建,尤其是对检出<5毫米的息肉方面更具优势。这些患者由于需要定期随访和监控,所以胶囊内镜更具优势。气囊辅助式小肠镜在检出率方面优于胶囊内镜,但是胶囊内镜依从性更好。

(5) 吸收不良综合征(如乳糜泻):胶囊内镜其诊断乳糜泻的敏感度和特异度分别达到89%和95%。小肠吸收不良综合征病因众多,诊断应结合病史及血清学检查等,小肠镜下分段多点活检有助于病理诊断,胶囊内镜则有助于复杂乳糜泻的诊断。

（6）非甾体类消炎药相关性小肠黏膜损害：研究结果显示，胶囊内镜检出非甾体类消炎药相关性小肠黏膜破损率可高达 68％。

由上可见，小肠胶囊内镜在多种肠道疾病的诊断中具有优势，把胶囊内镜和传统小肠镜检查方法相结合可极大提高小肠疾病的检出率。

特别提醒

小肠胶囊内镜检查前 10～12 小时需禁食或进食清流质，检查前夜要做好肠道清洁准备；检查前半小时服用适量祛泡剂，以减少泡沫对视野的影响；在服用胶囊后 2 小时可饮少量清水，4 小时后可进食少量清淡食物；检查期间避免剧烈运动及进入强磁场区域，以防图像信号受到干扰；注意吞服胶囊后的前几次排便，观察胶囊是否排出，如不确定，可于 2 周内至胶囊镜室或自己拍摄腹部平片以确定。

（廖　专）

100. 结肠胶囊内镜检查适用于哪些疾病

结肠胶囊镜对明显结肠病变（≥6 毫米或≥3 个独立的息肉）的敏感度为58％～86％。值得注意的是，胶囊内镜诊断息肉特异度较低，在胶囊内镜下容易高估息肉的大小，但总体上并不影响结肠胶囊内镜对结肠息肉的筛查。炎症性肠病大多累及结直肠黏膜，70％～80％的克罗恩病以及几乎全部的溃疡性结肠炎可在结直肠发现病灶。

目前的研究表明，结肠胶囊内镜可用于监控溃疡性结肠炎的活动和评估疗效。但是，目前尚无充足证据支持应用结肠胶囊内镜来确诊可疑的炎症性肠病，这部分患者仍应选择常规结肠镜检查。

对于结直肠癌的高危患者，结肠胶囊内镜的特异度较高，但是存在敏感度低和胶囊滞留增加的风险。存在报警症状的结肠癌高危患者，应接受常规结直肠镜检查，结肠胶囊内镜检查不作为首选方法。

特别提醒

进行结肠胶囊内镜检查前一天全天少渣流质饮食；检查前一日和当天均需口服复方聚乙二醇电解质溶液行肠道准备；检查前半小时服用适量祛泡剂及促

动力药物,以减少泡沫对视野的影响并促进肠道蠕动,使胶囊尽快进入结肠。后期注意事项同小肠胶囊内镜检查。

(廖　专)

101. 胶囊内镜能不能替代传统插入式内镜

除了磁控胶囊,非操控式胶囊的运行依赖胃肠道的自身蠕动,可能会影响胶囊观察视角的精准度,而非360度的视野可能存在拍摄盲区,出现假阴性结果在所难免;另外,虽然目前没有任何有关胶囊内镜造成电子设备(如心脏起搏器等)失效的报道,但胶囊接近起搏器时存在内镜影像有部分缺失的现象,因此曾于体内植入磁性器械的患者慎用。并且,在胶囊内镜检查及胶囊尚未排出体外时,不能接受磁共振检查。

胶囊内镜无痛、无创、无导线的舒适检查概念是未来内镜发展的一大方向。但胶囊内镜功能的完善还需很长一段时间,而其局限性也导致其无法代替传统插入式内镜。

(廖　专)

102. 小肠镜和胶囊内镜都可以检查小肠,两者有什么区别

胶囊内镜与小肠镜对小肠疾病的检出率相当,但两种检查方法各有特点优势,并不能相互取代。人体的小肠长度在3~5米,小肠镜较常规胃肠镜检查,存在着检查时间长、患者痛苦程度大等特点,通常需要联合麻醉进行小肠镜检查,无论从口侧还是从肛门侧进镜,都几乎无法完成整个小肠的观察。因此对于通过一种进镜方式未检查到病变的患者,则可能面临换个进镜方式再次行小肠镜检查的可能性,这样既增加了患者的检查费用,也增加了患者的检查次数。

小肠镜克服了胶囊内镜不能直视观察和取活检、做治疗的缺点。而且对于一些常见的小肠疾病治疗,如内镜下止血、息肉切除及肠腔狭窄球囊扩张术等,更显示出小肠镜的优势,结束了小肠病变必须开腹手术的历史,这些优势是胶囊内镜所不具备的。

胶囊内镜用于小肠的检查具有检查方便、无创伤、无导线、无痛苦、无交叉感染、不影响患者的正常工作等优点,扩展了消化道检查的视野,克服了传统的插

入式内镜所具有的耐受性差、不适用于年老体弱和病情危重者等缺陷,是目前小肠疾病诊断的首选方法,但对于怀疑有胶囊内镜在体内滞留风险的患者,不适宜行胶囊内镜检查。

(席惠君)

—— 专家简介 ——

席惠君

席惠君,海军军医大学附属长海医院护理部总护士长、消化内镜中心护士长,医学硕士、副主任护师。现任中华医学会消化内镜学分会护理协作组组长、上海市医学会消化内镜专科分会护理学组组长。

"无痕"手术
——NOTES 篇

103. 什么是经自然腔道内镜手术（NOTES）

　　NOTES 即经自然腔道内镜手术，是指使用内镜经口腔、食管、胃、结（直）肠、阴道、膀胱等自然腔道，进入腹腔、胸腔等各种体腔，进行各种内镜下操作，包括腹腔探查、腹膜活检、肝脏活检、胃肠及肠肠吻合、阑尾切除、胆囊切除、输卵管结扎、子宫部分切除、肾切除、脾脏切除、胰腺尾部切除术等。

　　人体有很多的自然腔道，比如食管、胃、肠等消化道，咽部、气管等呼吸道，尿道、膀胱、输尿管、阴道等泌尿道生殖道。这些人体的自然腔道都与外界相通，表面覆盖着黏膜组织，就像皮肤表面覆盖的皮肤一样。传统外科手术是切开皮肤，进入病变区域进行手术。NOTES 是切开黏膜组织到达病变区域进行手术。

　　人体就好比一座大厦，结构复杂，地下室某处坏了需要修理，传统外科手术医生要把手术器械送到病变部位，建立手术操作的通路，就像把从地面（体表）到地下室（病变所在位置）的地板全部拆掉，才能看到并进入损坏部位，然后进行修理，破坏的正常结构很多，创伤无疑很大。腹腔镜手术有了巨大进步，只是把从地面到地下室的地板打个笔直的洞（因为腹腔镜是硬镜，不能弯曲），腹腔镜从洞里面伸到损坏区域，明显减少了创伤。

　　但是有没有更好的办法呢？比如通过大厦的门、走廊、楼梯到达损坏部位附近，只需要把最近的墙壁打个小孔，然后进行修理，这样将创伤减到了最低。如此来看，如何最微创地建立手术通路是所有手术面临的问题。要减少创伤，就需要尽可能损毁最少的正常组织结构。NOTES 在建立手术通路上具有巨大的优势——可以建立最短的手术通路，损伤最小的结构，创伤最小。

　　NOTES 实现创伤最小的关键是使用的器械——软式内镜。软式内镜可以循自然腔道弯曲前行，到达最近的部位进行手术。同时软式内镜既有照明、成像系统，又有器械通道，可以把手术器械送到病变区域进行手术。自然腔道覆盖的黏膜其实与皮肤没有本质区别,都可以进行消毒、切开、缝合。

NOTES还有很多其他优势,比如黏膜没有皮肤所具有的痛觉神经,切割烧灼都不会有疼痛的感觉。人体自然腔道不与外界直接相通,里面的细菌等微生物明显少于皮肤,而且血运丰富,修复能力强,因此感染的风险要小于皮肤。

（王　东）

— 专家简介 —
王 东

王东,海军军医大学附属长海医院消化内镜中心副主任,副主任医师,副教授。现任中华医学会消化内镜学分会 NOTES 学组副组长兼秘书、中国医师协会内镜感染控制及管理专业委员会副主任委员兼秘书长、上海市中西医结合学会 ERCP 学组副组长、上海市医学会消化内镜专科分会及食管和胃静脉曲张治疗专科分会委员兼秘书。

104. NOTES 的发展历史和现状是怎样的

1998 年,美国 5 所大学的专家组成"阿波罗(Apollo)"小组进行 NOTES 研究。2004 年,"阿波罗"小组发表了经胃进行腹腔探查的动物实验,引起了世界范围内 NOTES 的研究热潮。2005 年,经自然腔道内镜外科评估与研究学会(NOSCAR)成立。2007 年,法国"马雷斯科(Marescaux)"小组完成了世界首例经阴道内镜胆囊切除术,这是 NOTES 从实验阶段走向临床应用的里程碑。

2009 年,NOSCAR 准备在美国首次开始 NOTES 多中心人体试验。同年,海军军医大学附属长海医院李兆申教授、王东教授在我国成功实施首例人体 NOTES 手术,在世界上首次开展巨大肝囊肿 NOTES 开窗术,并于 2009 年 10 月成功进行了全球首例人体 NOTES 现场手术直播演示。

目前 NOTES 开展的式式有 NOTES 胃肠吻合术,NOTES 肝巨大囊肿开窗引流术,NOTES 腹腔探查术,NOTES 胆囊切除术,NOTES 胆囊切开取石术,以及 NOTES 纵隔病变治疗术等。

NOTES 的理念对现有的治疗思路和手术技术都产生了重大影响。比如以前对内镜诊疗消化道穿孔非常忌惮,一旦出现首先考虑的是外科手术。NOTES 给了大家极大的启示,内镜医师可以主动在消化道管壁造口,并可以利用现有技术和设备完成切口闭合,而且内镜的诊疗领域从消化道腔内已经扩展到腔外。

NOTES 对现有内镜诊疗技术有了极大的推动作用。

（王 东）

105. NOTES 时患者为什么无痛感

一般认为，皮肤痛觉感受器是游离神经末梢，任何过强的刺激达到对组织产生伤害时，都能引起痛觉。当身体受到伤害性刺激时，往往产生痛觉，并产生一定的防御反应，这对于身体有保护意义。

在手术中或手术后，传统外科的皮肤切口的疼痛会引起很多问题。在术前，患者对疼痛的惧怕会导致其情绪和生理指标波动，造成一定的损害，甚至引起严重的应激反应。术中为了抑制疼痛，会加用止痛药和其他辅助用药，有一定麻醉风险。术后患者因惧怕切口疼痛会尽量抑制咳嗽、咳痰，不利于恢复甚至引起肺部感染。有的患者惧怕切口疼痛而不敢活动肢体，延缓了恢复时间。

人体自然腔道黏膜的痛感与皮肤有明显的不同，内脏感觉神经纤维比一般的体表感觉神经纤维少，分布不具体；内脏感受器接受的是体内的自然刺激，如血压的升降等，刺激强度一般较小，分辨力不强，内脏感受器的传入冲动一般不产生意识感觉，但传入冲动强烈时可引起比较模糊、弥散和定位不精确的意识感觉而不是疼痛。

NOTES 是切开黏膜及管壁，患者没有疼痛的感觉。因此对疼痛的麻醉要求也比较低，麻醉的风险和不良反应也较小，尤其适用于年老体衰，身体状况差的患者。

（王 东）

106. NOTES 对哪些疾病有特殊优势

理论上，现在传统外科的手术大部分都可以用 NOTES 来做。但最适合的手术还是传统外科、腹腔镜手术操作困难、创伤大的而 NOTES 又很方便实施的病例。比如纵隔、腹膜后、胰腺、胃后壁的疾病。

NOTES 最大的优势在于可以建立最短的手术通路，损伤最少的组织结构，创伤最小。目前情况下，传统外科建立手术通路越困难的手术，采用 NOTES 越能体现其价值。

现阶段已经有很多 NOTES 手术替代了传统外科手术，如 NOTES 手术治疗贲门失弛缓症、胰腺假性囊肿、胃间质瘤等,这些 NOTES 手术操作快捷方便,创伤小,恢复快,显示了 NOTES 的优势。

比如胰腺、胃后壁疾病,传统手术包括腹腔镜建立手术通路困难,需要逐层分离靶器官前面的所有组织器官,单纯建立手术通路损伤就非常大。而对 NOTES 来说,建立胰腺、胃后壁疾病的手术路径很短,而且操作方便,因此在这些疾病的诊疗上 NOTES 有巨大优势。

(王 东)

107. NOTES 会出现麻醉风险或术后并发症吗

NOTES 手术没有切口痛,但是 NOTES 也是一种相对复杂的手术,手术时间一般持续 30 分钟至数小时,患者还是有像做胃镜一样的不适感,因此 NOTES 需要麻醉下进行。但由于 NOTES 创伤小,没有疼痛,因此麻醉深度不需要太深,用药量较小,麻醉的风险和并发症相对较低,苏醒较快,麻醉后的不适感也较少。

NOTES 是经过人体自然腔道进行操作的,切口是在自然腔道内,身体表面皮肤没有切口,因此不会出现传统手术的伤口感染、疝、瘢痕、慢性疼痛、粘连等并发症。

NOTES 又被称为无瘢痕手术,这点上又体现了 NOTES 的另一个优势:美容。尤其对特殊部位及特殊要求的患者来讲,NOTES 满足了美容的需求。

(王 东)

108. NOTES 康复时间与传统手术相比怎么样

NOTES 创伤小,没有疼痛,麻醉深度浅,麻醉用药量较小,因此术后恢复时间较传统手术明显缩短。

传统腹部手术后,患者有切口疼痛,不敢用力咳嗽,可能导致麻醉术后的肺部感染。患者因切口疼痛而较长时间卧床,会导致坠积性肺炎,不及时下床活动也影响到了全身的恢复。同样因为切口疼痛,不敢进食,也延长了术后恢复时间。

虽然很多 NOTES 是经消化道的手术,消化道管壁有切口,但因为消化道血运丰富,细菌少,通常术后 24 小时即可恢复饮食。没有疼痛使患者可以尽早下地活动、充分咳嗽咳痰,防止了传统手术的并发症发生。因此,NOTES手术的恢复时间和质量都好于传统手术。

（王　东）

109. 重度肥胖及极度衰弱患者能做NOTES吗

重度肥胖患者腹壁脂肪厚,传统外科经腹壁切口建立困难,而且腹壁厚影响视野,腹腔镜的运动也受腹壁过厚的影响,因此重度肥胖的患者传统手术和腹腔镜有一定限制。

但对NOTES而言,腹壁脂肪没有影响,因为NOTES是经过自然腔道的管壁如胃壁、肠壁,与普通患者没有区别,这也体现了NOTES在建立手术通路上的优势。

极度衰弱的患者要承受手术麻醉和手术创伤的双重打击,不能耐受手术而放弃治疗。NOTES因为没有疼痛,麻醉用药少甚至不用麻醉药,同时创伤小,对患者的打击小,因此很多不适于传统手术和腹腔镜手术的患者,是可以耐受NOTES的。

（王　东）

110. NOTES能进行哪些诊疗手术

（1）NOTES胃肠吻合术:十二指肠乳头癌、胰头癌等患者的消化道会出现上消化道梗阻的症状,表现为呕吐,不能进食进水。部分患者可以通过十二指肠支架放置解决,但如果肿瘤将肠腔完全梗阻时支架也无法放置,患者只能靠静脉营养或外科手术将小肠和胃吻合,解决梗阻和营养问题。

NOTES胃肠吻合术具有操作方便,创伤小的优点。具体手术步骤为:①内镜切开胃壁进入腹腔;②将目标空肠拖至胃壁切口处;③缝合胃壁与空肠;④切开空肠肠壁完成手术。整个NOTES手术没有一个多余切口,创伤降低到最低。

（2）NOTES肝巨大囊肿开窗引流术:肝囊肿为先天性、非遗传性肝内囊性病变。囊腔通常不与肝内胆管系交通,囊肿是由上皮细胞排列组成的闭合腔隙,内含液体,可为单发性或多发性。巨大的肝囊肿可出现明显的压迫症状,可引起餐后饱胀、食欲减退、恶心和呕吐等症状。还可引起上腹膨胀不适、隐痛或轻度钝痛。目前治疗上常规采取腹腔镜下肝囊肿开窗术。

NOTES 肝囊肿开窗术具有操作方便,创伤小的优点。具体手术步骤为:①内镜切开胃壁进入腹腔;②内镜到达肝囊肿部位;③尽可能切除肝囊肿表面囊壁;④封闭胃壁切口。

(3) NOTES 腹腔探查术:正常状态下人体腹腔内有少量液体,对肠道蠕动起润滑作用。任何病理状态下导致腹腔内液体量增加超过 200 毫升时,称为腹水。产生腹水的病因较常见的有心血管病、肝脏病、腹膜病、肾脏病、营养障碍病恶性肿瘤腹膜转移卵巢肿瘤、结缔组织疾病等。常规检验、影像学及抽取腹水检验等方法可以明确病因并进行对症治疗。但有部分患者仍不能明确诊断时,需要进行腹腔探查。目前常用的是腹腔镜腹腔探查,但创伤相对较大,还可能出现腹壁切口渗漏甚至感染等并发症。

NOTES 腹腔探查具有操作方便,创伤小的优点。具体手术步骤为:①内镜切开胃壁进入腹腔;②按照一定顺序探查腹壁、肝脏、大网膜、肠道、盆腔、膈肌等部位,寻找病灶;③找到病灶,通过内镜的活检管道伸入活检钳进行活检;④封闭胃壁切口。

NOTES 腹腔探查的胃壁切口不会出现疼痛和切口渗漏感染,只有一个切口,创伤小。内镜自带照明、成像及活检管道,可以大范围探查较大的腹腔,发现病变的阳性率较高。

(王 东)

"纤柔"守护 ——小儿内镜篇

111. 哪些孩子腹痛就需要做胃镜

　　肚子痛是儿童消化系统比较常见的症状，年轻的宝爸宝妈们这时候经常手足无措。有时候孩子在家里痛得满地打滚，宝妈心急火燎地带着孩子跑到医院后，孩子又神奇地自愈了，上演一次又一次的"狼来了"。但是引起孩子腹痛的原因很多，宝妈们不可掉以轻心，要注意观察孩子的症状。小孩腹痛，哪些情况下需要做胃镜呢？

> **生活实例**
>
> 　　林女士的女儿今年 8 岁，最近她经常觉得肚子痛，有时候还会呕吐、消化不良。医生说，她的症状是慢性胃病的表现，要做胃镜检查。林女士有点担心，那么小的孩子能做胃镜检查吗？

　　慢性胃病是指各种原因持续作用于胃黏膜所引起的慢性胃黏膜病变，主要有慢性胃窦胃炎、胃溃疡、十二指肠球炎、十二指肠溃疡、食管炎等。儿童慢性胃病最常见的症状就是反复腹痛，并伴有呕吐、消化不良。

　　慢性胃病往往没有特殊表现，单凭临床症状诊断较为困难。通过胃镜检查，能直接用眼睛发现病灶，观察胃内有无糜烂、溃疡、炎症情况及具体的病变部位。除了能及时发现病灶外，胃镜检查还有助于找出慢性胃病的原因。此外，胃镜下还能进行各种治疗，如果发现息肉可以直接做胃镜下切除；发现胃出血，可以直接在胃镜下止血。因此，对于有反复腹痛并伴有呕吐或消化不良症状的患儿，应该把胃镜作为首选的检查方法，家长对此不必过于担心。

（刘海峰）

― 专家简介 ―

刘海峰

刘海峰,上海交通大学附属儿童医院副院长兼消化内镜中心主任,医学博士、主任医师。现任中华医学会儿科学分会消化学组委员,上海市医学会消化内镜专科分会委员,上海市医学会儿科专科分会消化学组副组长。

112. 小孩做胃镜痛苦吗

对于有反复腹痛并伴有呕吐或消化不良症状的患儿,医生往往会建议做胃镜检查,有的家长会有疑虑,觉得孩子细皮嫩肉,经不起这个折腾,那么小孩做胃镜到底痛苦吗?

家长对此不必过于担心,近年来,儿童消化道疾病的高发病率(比如慢性腹痛或者经常性呕吐),儿童胃镜检查已经广泛应用于临床检查,内镜医生的操作日益熟练,优秀的内镜医生可以在 2～3 分钟就完成这项检查,另外,随着检测手段的现代化、微型化,尤其是无痛性胃镜检查在儿童中的开展,大大降低了胃镜检查的痛苦。

各位宝妈们如果不放心,可以选择儿童专科医院更加专业的消化内镜中心,也可以选择无痛胃镜,轻松完成检查。

(刘海峰)

113. 小儿胃镜检查后家长应注意些什么

由于儿童消化道疾病的日益增多,很多儿童会接受胃镜检查,有的患儿根据需要会在胃镜检查同时做胃黏膜组织活检,然而,有很多家长不知道检查后有什么需要注意的情况。

那么,胃镜检查后注意事项有哪些?

(1) 检查术后若感到咽部疼痛不适及发现唾液中少量带血时,不要惊慌失措,更不要刻意呕、咳。这是进镜的过程中,咽部的黏膜摩擦受损引起的,刻意呕、咳可导致出血加重。常规胃镜后须禁食、水 2 个小时,然后可进食半流质食物如稀饭、面条等,而无痛胃镜则要检查后至少禁食 6 小时才能开始吃东西。次日,即可恢复正常饮食。

（2）胃镜检查术后感腹胀不适，是因为检查过程中，为观察病情注气扩张胃腔所致。此时不要久卧，应下床活动一下，通过打嗝和肛门排气使腹胀缓解。

（3）已在胃镜下钳取了病变组织的患儿，术后应禁食、禁水4小时。4小时后可饮少量温水，当日晚餐及次日三餐均须进食半流质食物，忌生、硬、烫、甜食物，以利于创面愈合。

（4）胃镜检查术后如有剧烈腹痛及呕血、便血不止的情况，应速到医院急诊就医，以免贻误病情，危及生命。

由于检查时注入一些空气，虽然在退镜时已吸出，但有的孩子检查后仍有腹胀、嗳气、吐唾液等症状。因为麻醉作用未消失，过早吃东西容易使食物进入气管引起呛咳或发生吸入性肺炎。故检查后2小时，待咽部麻醉药作用消失后再试吃流质食物。

在胃镜检查后的1～4天，患儿可能感到咽部不适或疼痛，但无碍于饮食，大多数小朋友可照常上学，不适症状较重的孩子可予休息。

（刘海峰）

114. 胃肠造影检查没问题就可以放心了吗

孩子出现呕吐、腹痛的情况，有的时候是因为吃坏了肚子，到最后不过是虚惊一场。有的时候是有消化道疾病，诸如胃炎、胃溃疡、十二指肠溃疡等，去医院看病的时候，有的医生会建议做个消化道造影，有时候做完造影可能还要预约胃镜。那么是不是胃肠造影检查没有发现问题，就可以高枕无忧了？显然不是。我们来简单回顾一下胃肠造影跟胃镜检查的区别。

所谓的X线钡餐检查又叫X线钡餐造影，指的是患者口服硫酸钡等造影剂，X线透视时它可将胃的轮廓清楚地显示出来。X线造影检查能够诊断胃、十二指肠溃疡、胃穿孔、胃出血及幽门梗阻等多种疾病。

而纤维胃镜检查是医生直接将镜身从患者口腔送入，经食管到达胃腔内，这样就能直接观察到胃内黏膜的情况，清楚地看到有无溃疡、出血、异常增生等。

纤维胃镜检查是目前对胃病最有诊断价值和最常用的方法。它具有视野广、检查安全、图像直观，诊断准确、及时，资料可靠，治疗方便等特点，可用于诊断胃溃疡、胃炎及十二指肠和食管的疾病。

对于胃和十二指肠的慢性炎症和小的溃疡，钡餐造影下可能达不到清晰的显像效果，容易造成遗漏，甚至可能导致误诊，而胃镜检查可以捕捉到微小的黏膜病变,大大提高了诊断的准确率。

（刘海峰）

115. 孩子做胃镜跟成人一样吗

儿童内镜检查与成人相比起步较晚,普及程度也没有成人普遍,但是在过去的十余年中,随着儿童消化内镜医师的日益增多,硬件设施跟操作技术得到了飞速发展。

那么儿童做胃镜跟成人一样吗? 应当说,常规的检查前准备应该是差不多的,只是儿童的配合度相比成人较差,检查前要做好解释,检查过程中手法要更加轻柔,做完检查要做好安抚,尽量减少这项检查对孩子身心的影响。

作为一种侵入性检查,有的家长可能有疑虑,觉得小婴儿器官组织嫩弱,是否能够耐受胃镜检查?

对于这个疑问,我们的回答是: 完全没有问题。操作娴熟的内镜医生甚至可以安全地完成对新生儿的胃镜检查。只要根据临床情况有检查需要,做好检查前的评估,应当是安全的。

（刘海峰）

116. 孩子做肠镜与成人有什么区别吗

肠道准备是结肠镜检查成败的关键因素,如果因为肠道准备不充分,检查中视野很容易受粪便的影响,不但达不到检查的目的,还容易引起漏诊。无论是成人还是儿童,肠镜检查前的肠道准备都是至关重要的。

有过肠镜检查经历的家长,或者有亲友做过肠镜的可能都知道,做肠镜前需要吃 2～3 天的半流质、流质饮食,检查前还要口服番泻叶或者聚乙二醇电解质溶液之类的泻药,让患者叫苦不迭,那么小儿做肠镜前也要吃泻药吗?

事实上是没有这个必要的,只要检查前 1 天吃容易消化的食物,检查前一个小时用开塞露通便就可以达到清洁肠道的目的,这样可以大大减轻患儿的痛苦。

在做肠镜之前,家长要做一个选择,那就是选择常规的肠镜还是无痛肠镜。前者是不需要麻醉的,口服一点利多卡因胶浆起到减轻局部不适感就可以了;而全麻下的肠镜需要进手术室在麻醉状态下进行。

（刘海峰）

117. 儿童患哪些疾病可以做胶囊内镜

胶囊内镜已经在成人领域得到了较为广泛的应用,特别是对于一些常规胃肠镜不易到达的小肠部位病变的显示,有着得天独厚的优势。

小儿同样也可以进行胶囊内镜检查,如不明原因消化道出血;其他传统检查提示小肠影像学异常;慢性腹痛、怀疑是小肠器质性疾病所致者;慢性腹泻;了解克罗恩病及乳糜泻的累及范围;监控小肠息肉病综合征的发展等。

(刘海峰)

118. 对做完胶囊内镜的孩子,家长需要注意些什么

胶囊内镜检查全部结束后,即可正常饮食。从服用胶囊内镜到排出前,应避免患儿接近任何强力电磁源区域,如磁共振设备或无线发射台。

由于胶囊内镜检查完后,胶囊会在肠道内运行一段时间才能从肛门随粪便排出,尽管发生胶囊滞留的情况比较少见,但是检查完毕家长仍不可掉以轻心,要注意接下来2~3天患儿的粪便里有没有胶囊排出。若出现腹痛、恶心、呕吐等症状应立即告知医护人员。

单纯做胃、十二指肠检查的孩子不需要长时间穿戴检查服,而要观察小肠等部位的孩子需要穿着带有监测设备的检查服回家。那么胶囊内镜排出后或吞服胶囊8小时后,应带患儿返回内镜室拆卸记录装置。

特别提醒

胶囊内镜未被确认排出期间,绝不能进行磁共振检查。

(刘海峰)

119. 胶囊内镜吞下去多久才能排出来

很舒服地做完胶囊内镜检查后,家长最关心的是那颗"小药丸"什么时候才能拉出来? 有的家长因为迟迟没看到胶囊排出而有疑虑,甚至疑神疑鬼。

事实上,除了一些特殊的情况,例如消化道梗阻、消化道动力障碍等情况,很

少会出现胶囊滞留的情况。一般检查完1～2天,胶囊就会自行排出,家长只要留心孩子粪便情况就行了。

如果超过一个星期都没有见到胶囊排出,或者家长没有仔细观察孩子的粪便,担心胶囊还没排出来,这种情况下不用害怕,可以在方便的时候带孩子来内镜室,医生会用感应器在患儿腹部做个扫描,明确下胶囊还在不在肚子里。

（刘海峰）

120. 无痛胃镜检查，麻醉对小孩大脑有影响吗

"无痛"胃镜并不是真正的无痛,而是麻醉胃镜,它主要是给患者进行全麻,在患者没有意识的情况下做胃镜。

那么,对于年幼的孩子,全麻对孩子的大脑有影响吗? 会使孩子变傻吗? 这是需要接受无痛胃镜检查的患儿家长普遍存在的最大疑虑。

要回答这个问题首先就要搞清楚什么是全麻。全麻就是全身麻醉的简称,是指麻醉药经呼吸道吸入,或经静脉、肌肉注射进入体内,使手术患者痛觉消失、肌肉松弛、反射活动减弱等。这种抑制状态是可以控制的,也是可逆的,在手术过程中,麻醉医生要根据患儿的情况及对各项生命体征的监测,调整麻醉药的用量,手术结束,麻醉药物会逐渐代谢消失,孩子会慢慢醒来。

术后一周内,患儿可能会出现不同程度的失眠和短时间的记忆障碍。于是有些家长就将孩子手术后的这些变化归结为麻醉引起的智力下降。其实,患儿手术是一个经历创伤的过程,康复需要一定的时间,这并不意味着孩子的智力发育已经受到影响。

我国每年有成千上万的儿童因需要手术治疗而接受全麻,有些还经历多次,但并无资料显示全麻对患儿智力会产生不良影响。况且智力不像高度和重量那样能够精确地进行测量。即使最完全的智力测试也存在局限性。因此家长不要因为孩子术后某次智力测试或考试成绩不尽人意,就把原因归结于手术时所做的全麻。

手术麻醉后仍有极少患者可能出现无法预见的"苏醒延迟"或"不醒",甚至心跳、呼吸骤停的危险。这可能与个体差异、原发病的严重程度和急剧变化、手术设备及方式的局限、对麻醉药物敏感度过高,即"特异质"等因素有关,难以完全防范。手术和麻醉时可造成身体一系列病理生理改变,特别是接受麻醉的患

儿本身有疾病的情况下,在这一时期可加剧疾病的进程,最终导致大脑缺血缺氧,造成不可逆的损害,所以只有在具备良好医疗技术条件的正规医院,孩子的麻醉、手术安全才能真正得到保证。

（刘海峰）

121. 孩子口气重，也要做胃镜检查吗

口气重,也是我们通常所认为的口臭,别小看这小小的毛病。本来很可爱的小朋友,因为口气重,会使人不愿意与之靠近。那么,口臭的原因可能有哪些?

（1）口腔疾病：口腔卫生差,有龋齿、牙龈炎、牙周炎、口腔黏膜炎以及蛀牙等口腔疾病的人,口腔内容易滋生细菌,尤其是厌氧菌,分解产生硫化物,而产生口臭。

（2）胃肠道疾病：如消化性溃疡、慢性胃炎、功能性消化不良等,都可能伴有口臭。另外,许多幽门螺杆菌(Hp)感染者,口臭发生率明显高于未感染者,根治幽门螺杆菌感染后,口臭症状明显减轻,这是因为幽门螺杆菌感染可直接产生硫化物,引起口臭。

（3）其他：长期便秘,学习压力大,精神紧张的孩子也会出现口臭。

部分口臭的小朋友是存在胃部疾患的,在排除了口腔疾病之后,可以做胃镜检查。尤其是伴有腹痛等其他症状的孩子,做胃镜检查可了解是否有胃炎、溃疡、幽门螺杆菌感染等情况,从而得到及时治疗,以免耽误孩子的病情。

（刘海峰）

122. 什么样的儿童打嗝需要做进一步检查

打嗝,俗称"嗳气",成因很多,胃肠道积气、积液过多,通过胃肠道的蠕动,便引起打嗝。而孩子饭后易打嗝是因为吃东西时吸入一定气体,这些气体不会进入肺部,而是和食物一起通过食管进入胃内,这样胃肠道容易积气,通过打嗝可以帮助排出体内多余的气体,对身体是有益的。

如果排除了胃、食管的器质性疾病,经常打嗝则很有可能是得了吞气症,这种属于功能性消化不良。但是对于打嗝过多、过于频繁的孩子,家长还是需要提高警惕,例如慢性胃炎和反流性食管炎等疾病会出现频繁打嗝现象。此外胃内分泌胃酸减少,食物残留太多,易引起打嗝;幽门螺杆菌感染引起的胃炎也会引

起打嗝。

打嗝次数过于频繁,胃酸和胆汁会随着打嗝的动作而进入食管,刺激食管黏膜,长期如此便会引起食管炎。对于情况轻微的孩子,嘱其注意吃饭时少说话,不要同时饮用水以及碳酸饮料,不要食用过凉食物等;而对于打嗝频繁,时间过久的孩子,建议做^{13}C(碳-13)呼气试验。对小年龄儿童,可抽血排除幽门螺杆菌感染;病情更严重者,需完善胃镜检查排除有无食管、胃部疾患。

（刘海峰）

123. 什么样的婴幼儿便秘可能是巨结肠

婴幼儿是指年龄在 3 岁以下的孩子,这年龄段的孩子便秘有一些特殊表现。

当新生儿或幼儿出现排便频率减少,如一周内大便次数少于 2 次或每周少于 2 次;在自己能控制排便后每周至少大便失禁一次,有大便潴留病史,有排便疼痛和费力史,直肠内存在大量粪便团块,巨大的粪便足以阻塞厕所。上述的情况持续一个月,即可诊断为便秘。

那么导致便秘的原因有哪些? 幼儿便秘首先排除器质性疾病,如慢性结肠梗阻、先天性巨结肠、肠道外病变压迫、脑与脊髓疾病等,其次是功能性疾病。对于出现便秘、胎粪排出延迟的患儿,不能排除先天性巨结肠的可能,可以通过完善钡剂灌肠、肛门直肠测压检查来诊断。在怀疑巨结肠时,肠镜不仅可以从肠腔内观察整个结肠,可以观察是否有结肠的扩张或狭窄,其次还能在直视下进行黏膜活检来明确诊断。

（刘海峰）

124. 孩子便血是长息肉了吗

孩子的便血,即下消化道出血,通常表现为黑便、暗红色便或鲜血便。孩子便血不一定是长了息肉,还有其他疾病的可能。引起孩子便血的疾病多种多样,以下几种较为较常见。

（1）肛裂:肛裂导致的便血,一般血色鲜红,滴出或手纸擦后有血迹,且便后有肛门剧烈疼痛,患儿排便后哭吵明显。

（2）直肠、结肠息肉:血色亦鲜红,但无痛感,血多附于粪块表面,不与大便相混合。

（3）溃疡性结肠炎：确诊此病的患儿较少，便血多为混有黏液，或脓血便，伴有腹痛、发热等其他症状。

（4）其他：肠血管畸形，小肠、结肠憩室，肠套叠，肠扭转，其他全身性疾病等，都有出现便血的可能。

即使高度怀疑是息肉所致的便血，但为了明确诊断和治疗，仍需完成肠镜检查。对于确实有息肉并存在便血的患儿，应尽早行肠镜手术摘除息肉，并定期随访复查。

（刘海峰）

125. 结肠息肉的孩子长大以后容易生癌吗

肠黏膜表现突出到结肠肠腔内的隆起状病变，多为影像学或内镜下明确诊断，在未确定病理性质前统称结肠息肉。按病理分为：①腺瘤样息肉；②肠黏膜长期受炎症刺激增生的炎性息肉；③最常见的错构瘤型息肉。

总体来说，儿童结肠癌症较成人低很多，但随着年龄的增长、肠道环境的改变，有家族遗传倾向的结肠息肉是有转变为癌症的可能的。例如家族性腺瘤性息肉病，平时多出现便血，脓血便或腹泻、腹痛等，结肠镜检查可见密集分布的大小不等的息肉，布满结肠。

生活实例

有位爸爸年轻时因结肠息肉发生癌变而切除结肠，现在儿子出现便血情况，随之来就诊。肠镜下所见密密麻麻的都是息肉，有的刚刚冒出来一些"小芽"，有的已经绿豆大小，甚至有很多长在一起，像葡萄串一样，这样的情况着实让父亲吓到了。询问家里情况得知，他的两个女儿也一直有便秘，说服父亲带两个女儿也来做了肠镜，结果女儿们的结肠也是布满了息肉。这三个儿女，未来都要随访肠镜，并定期切除肠息肉，监测息肉是否癌变。

不是所有的息肉都会癌变，例如儿童中常见的幼年性息肉很少癌变。至于究竟癌变与否，需根据切除息肉的病理结果以及后期随访来判断。

（刘海峰）

126. 口腔、皮肤长黑斑的孩子，会不会得了"息肉病"

有些家长注意到自己的孩子口唇黏膜、皮肤上有黑斑,到医院一查,结果竟然发现一种叫"色素沉着息肉病"的病,让很多家长惊吓不小。

口腔黏膜、皮肤有黑斑,即色素沉着,可能是色素痣或者皮肤的黑色素瘤。而家长所担心的"息肉",是黑斑息肉病。这是一种家族遗传性疾病,最显著的特征是口唇黑斑,黑色斑点在儿童时期就出现。黑斑分布较广的地方是唇、齿龈、颊黏膜、口、鼻、眼周围,常在指趾的掌面对称性分布,阴唇及龟头也有黑色素沉着。其次,胃肠道多发性息肉,可见于胃、小肠和结肠。

有口唇、皮肤黑斑的孩子,如果有家族遗传史,需高度怀疑是黑斑息肉病,胃肠道多发息肉可能。虽然 CT 等相关检查也能诊断息肉,但不是金标准,需要行胃肠镜检查,直观检测胃肠道是否存在息肉;内镜下可行息肉摘除,送病理化验,进一步明确诊断。但对于仅仅口唇有黑斑的孩子,可以暂不考虑胃肠镜检查。

（刘海峰）

127. 父母有息肉病史，孩子也会长息肉吗

很多曾经长过胃肠道息肉或现在仍有息肉的家长比较担心,他们的孩子会不会像他们一样也会出现胃肠息肉。这是一个确实需要解惑的问题。

首先要看家长的胃肠道息肉病理分型。例如炎性息肉、单发的,可以放心。再如腺瘤性息肉,诊断为黑斑息肉病、家族性腺瘤性息肉病者,这两种疾病为常染色体显性遗传病,根据遗传学的特点,子女有可能遗传该基因,从而出现肠道息肉。

现在可以通过基因检测的方法来预测子女出现肠道息肉的可能性,但是随着人类基因组计划和蛋白组计划的研究进展,未来这种遗传性疾病一定会不断减少甚至消失。

有息肉病史的家长的孩子,如有腹痛、便秘、便血,反复肠套叠等表现,需警惕肠道息肉,必要时 1～2 年行一次胃肠镜检查,达到早期发现、早期治疗的效果。

（刘海峰）

128. 腹型紫癜的孩子什么时候需做胃肠镜

过敏性紫癜是儿童中一种常见的全身性、血管反应性疾病,临床多表现为皮肤瘀点、瘀斑、黏膜出血,伴或不伴有腹痛、关节痛、肾脏损害,相当于中医的葡萄疫、血风疮。

仅累及皮肤者,皮疹往往较轻,称为单纯型;并发关节症状者,关节酸痛、肿胀,称为关节型;累及肾脏时,可出现蛋白尿、血尿,称为肾型;如出现脐周和下腹部绞痛,伴有恶心、呕吐、便血等症状,称为腹型。腹型过敏性紫癜患儿,消化道症状重,如合并上消化道出血时病情往往较重,且易反复发作,病程较长,常规激素治疗往往控制不佳,更有严重腹型紫癜患儿出现肠穿孔等并发症。那么,在什么情况下需要做胃肠镜检查呢?

常规激素治疗腹型过敏性紫癜,患儿血管炎性反应减弱,必要时禁食,患儿的肠道负担减轻,大部分症状都能在短时间内得到改善。但病情较重的患儿,肠道出血得不到控制,此时就需要内镜下干预,明确出血部位,针对出血部位进行止血治疗,较全身性止血治疗效果更佳、更迅速。如若再出血,可行再次内镜下止血治疗。

内镜下止血治疗可以明显改善患儿的病情,减少激素使用量,缩短患儿禁食时间,缩短住院时间,使患儿早日出院。

(刘海峰)

129. 孩子吞食异物后该怎么处理

孩子吞入异物是儿科门急诊常见的就诊原因。

其风险取决于两个主要因素:异物的形状、大小、性质、是否有腐蚀性等特点和异物所在的位置。多数异物滞留于食管,以食管入口处多见,其次为胃和十二指肠。例如圆形的硬币、小串珠,由于边缘圆滑,不易造成黏膜撕裂伤,多可经消化道自然排出。孩子排便时家长应仔细检查,直到确认异物已经排出体外。如若滞留超过 2 周,则需早日去医院在内镜下取出。

哪些异物吞食的情况十分危险,需要紧急取出呢? 主要有以下几种情况。

(1) 异物嵌顿在食管内:儿童食管较成人细窄,并且食管有 3 个生理性狭窄,异物容易嵌顿在狭窄处,不但会影响患儿进食,还会引起胸骨后疼痛、呼吸困难等,而且有引起食管穿孔和糜烂、瘘管形成的风险。

(2)长条形或尖锐异物如别针、钉子:这些胃肠道的物件随胃肠蠕动随时有可能划伤消化道壁,造成穿孔、出血等严重的消化道损伤。

(3)有毒性的异物如电池:一旦孩子将电池吞入体内,家长千万不能等它自己从体内排出来。在体液环境中,电池四周的金属保护膜会溶解,里面的电解质和有毒物质会大量释放出来,破坏胃黏膜,灼伤食管,甚至可能出现急性中毒症状。

儿童吞服异物后,很多家长可能抱着侥幸的心理在家观察。但是,为了更好地评估病情,出现误服情况请及时来医院就诊,不要耽误就诊的时机。

(刘海峰)

130. 误食强酸强碱的孩子出现呕吐,内镜能治疗吗

强酸强碱灼伤常可致食管狭窄,狭窄的长度与严重程度除与化学腐蚀剂的性质、浓度及腐蚀部位有关外,还与患儿就诊时间、腐蚀剂在食管存留时间、食管损伤后感染程度及年龄有关。

一般腐蚀剂在食管中下段通过速度较慢,其与黏膜接触时间延长,故灼伤部位以食管中下段及生理狭窄区多见。受腐蚀的食管黏膜糜烂、水肿、溃疡、坏死,最后形成瘢痕,原本有正常生理功能的食管管腔挛缩变小,蠕动功能变差,此时进食则容易出现呕吐,甚至喝水也会吐,呕吐物呛到气管里则容易导致肺炎。

目前腐蚀性食管狭窄治疗方法包括扩张治疗、支架及食管重建手术治疗,多数患儿都可以在内镜下得到有效治疗,目前应用较为广泛的为内镜下球囊扩张治疗,其机制是将一个细的带球囊软管通过在胃镜直视下放置于狭窄段中央部位,通过往球囊里注水或注气使球囊扩张,从而对狭窄的食管壁产生一环型张力,进而达到扩张效果。

80%～90%食管狭窄的患儿可通过该方法获得临床缓解。然而仍有部分患儿,多次球囊扩张效果欠佳,吞咽困难症状无明显好转,短期内即出现狭窄反复,该部分患儿可通过放置食管支架来使狭窄段得到持续扩张。

外科手术治疗适用于内镜下无法扩张治疗的复杂型腐蚀性食管狭窄,由于手术相对复杂、创伤较大以及术后并发症问题,目前临床应用较为谨慎。

(刘海峰)

131. 食管狭窄的患儿扩张一次就好了吗

对于不同病因引起的食管狭窄,内镜下球囊扩张的效果不尽相同。单纯先天性食管闭锁术后吻合口狭窄患儿其狭窄往往仅限于一处,狭窄段长度较短,一般在扩张1~2次后症状明显改善或消失,其扩张效果较好。

而强酸强碱腐蚀性液体等灼伤食管后,黏膜及食管壁产生严重炎性水肿,狭窄段范围广,管壁损伤较深,形成明显的瘢痕组织,扩张时的球囊对狭窄的食管壁产生放射状压力,均匀柔和地垂直作用于食管壁,使狭窄段管壁黏膜撕裂而达到治疗效果。单次扩张不能起到很好的效果,往往需要多次扩张。为避免穿孔风险,需要由小到大的顺序选择不同规格球囊逐渐进行扩张,而非选用较大球囊一次性将食管狭窄段扩张至正常大小。

由于扩张后,狭窄处被撕裂瘢痕组织在2~4周后回缩,因此,扩张1~2个月后往往需要再次进行扩张治疗。球囊规格可根据狭窄段直径及时调整,多数患儿在3~5次扩张后吞咽、呕吐症状可得到明显缓解。然而仍有部分患儿(约10%),多次球囊扩张效果欠佳,吞咽困难症状无明显好转,短期内即出现狭窄反复,即被称为难治性食管狭窄,往往需置入食管支架进行治疗。

(刘海峰)

132. 成人治疗食管狭窄放支架,小孩也能放吗

食管支架治疗狭窄的机制为利用支架对狭窄部位进行一段时间的持续扩张,待狭窄管腔扩张"塑形"后再取出支架,以达到扩张效果,安全有效的支架需满足以下特点:有优良的生物相容性和耐腐蚀性,良好的超弹性,能顺应食管的蠕动;支架两端圆滑、带有杯口,方便食管内固定;带有覆膜,以防止食管壁肉芽生长和胃液反流等。

成人食管恶性狭窄多见,支架放置后常能有效解除梗阻,解决经口进食的问题。儿童食管狭窄也可以放置食管支架,但其应用有年龄要求,小于5岁的患儿因为治疗依从性差及术后护理困难,不适宜放置支架。由于儿童生长发育未停止,无法置入永久性支架,只能暂时性放置支架扩张治疗。

目前应用较为广泛的是钛镍记忆合金全覆膜自膨式支架,利用钛镍合金的良好"热胀冷缩"作用(在0℃~4℃可随意变形,遇冷收缩,随温度升高逐渐恢

复弹性),支架放入食管后随患儿体温升高而支架逐渐打开,需约 24 小时达到最大直径。管壁受到均匀传递的辐射力后使狭窄的肌层缓慢而规则撕裂,扩张后组织修复时由于支架支撑可起到重塑作用。

支架放置的时间长短也不是随意而定的,时间过短达不到扩张效果,时间过长则会对食管壁产生压迫,刺激黏膜可导致炎性息肉增生。因此食管支架需适时取出,通常于 2~3 个月后回收支架。

(刘海峰)

133. 孩子放置支架后,家长需要注意哪些事项

支架置入当天应行胸片检查了解支架位置是否固定、支架撑开情况,术后 1 周做胃肠造影检查查看患儿狭窄改善情况,置入术后随访至少每月 1 次,定期行胸片或胃镜检查了解支架的位置及食管通畅情况。

支架放置后,由于支架在食管中随体温升高缓慢打开,对食管管壁产生压迫作用,所以大多数患儿置入 1~2 天会出现胸骨后疼痛或异物感。这种不适感通常可忍受,家长不必特别担心,一般 1 周内可自行缓解。但如若症状持续且有加重趋势,需密切观察病情,排除出血、气胸及穿孔等并发症。

由于放置的支架采用钛镍合金材料,遇冷支架容易回缩,为防止支架的移位、滑脱或变形,手术后需静卧 24 小时,床头应抬高 15~30 度,以防反流,术后 8 小时后开始进流食,24 小时后开始由流质饮食逐渐过渡到软食,细嚼慢咽、少量多餐,食物要细、软,避免进食粗纤维、刺激性或黏性食物,如芹菜、牛肉、年糕、辛辣食物等,进食前后要喝温水冲洗支架,减少黏附在支架上的食物残渣,绝对禁食冷饮或冷食,饭后站立 30 分钟以上,避免剧烈活动,以减少胃酸反流的机会。

剧烈的咳嗽、呕吐也不利于支架的固定,有支架脱出、损伤甚至出血窒息的风险,因此必要时给予抗炎镇咳及止吐处理。

(刘海峰)

134. 反复口舌生疮的孩子需要做胃肠镜吗

很多家长都经历过孩子口舌生疮的情况,以为是上火所致,给孩子口服一点清热退火的药物,并没有放在心上。但仅仅是上火导致的口舌生疮吗?事情可

能并非如此简单。

部分孩子口腔黏膜溃疡反复,随之出现腹痛、腹泻甚至肛裂,症状非常严重,那有可能是患了克罗恩病,而这种疾病需要做胃肠镜来诊断和治疗。

克罗恩病是一种病因不明的胃肠道慢性炎性肉芽肿性疾病,合并纤维化和黏膜溃疡,临床上发病与免疫异常可能有一定关系。病变部位累及全消化道,即从口腔到肛门的任何部位,故孩子会有反复口腔生疮这一表现。

该病主要侵犯的部位为回肠、空肠,其次为结肠,并有可能会在胃肠道外形成迁移病灶。临床上常见的表现有腹痛、腹泻、腹部包块,瘘管及肠梗阻,并伴随有发热、营养障碍;因为肠道黏膜跟口腔黏膜一样也会出现溃疡、出血和炎症,所以患儿会出现黏液、脓血便,肠道黏膜溃疡加重则可能会形成瘘管和脓肿,该病多迁延,反复发作,不易根治。

由于病变位置主要在肠道,故肉眼只能看到肛周可能出现的脓肿和瘘管,而无法发现肠道的溃疡及节段性分布的炎性包块,而胃肠镜则可以直观而清晰地发现胃肠道的病变;内镜常见的表现为:充血、水肿、糜烂,多形态溃疡,卵石症,黏膜桥,假性憩室及瘘管等。

一旦发现孩子有反复的口舌生疮,一定不能掉以轻心,要及时到医院就诊,进行检查和排除。

(刘海峰)

135. 孩子经常肚子痛、肠子"打结",肠镜能查出病因吗

孩子经常肚子痛,厉害的时候出现呕吐症状,甚至在粪便看到血丝;一摸肚子,发现有拳头大样的包块,这可能是肠套叠在作怪——一段肠子滑进另一段肠子里面,卡住、套紧无法回缩,形成了"打结",所以肚子摸起来有包块。

事实上,肠套叠并不是因为有些家长以为的翻筋斗或饭后运动才发生的,而是因为肠道的蠕动不协调所致。常常由以下四大元凶引起。

(1) 病毒感染:会导致肠壁中的淋巴结肿大,或肠壁长出息肉甚至肿瘤,这些障碍使蠕动波不能向前均匀传导,推搡、挤压,把一段肠子塞入另一段肠管中。

(2) 饮食因素:特别是出生后4~10个月的婴幼儿,由于肠道不能立即适应所改变食物的刺激,导致肠道功能紊乱,引起肠套叠。

(3) 回盲部解剖因素:婴幼儿回盲部游离性大,回盲瓣过度肥厚,小肠系膜

相对较长,受炎症或食物刺激后易引起充血、水肿、肥厚,肠蠕动易将回盲瓣向前推移,并牵拉肠管形成套叠。

(4)先天性肠管畸形和其他器质性疾病:如梅克尔憩室、先天性肠重复畸形等都会引起急性肠套叠。

孩子一旦发生肠套叠,应该及时治疗,拖延治疗后果严重。在诊断治疗方面,肠镜是一个有效的法宝,在直观而清晰地发现肠道的病变帮助明确肠套原因的同时,还可以在肠镜下及时完成治疗。

(刘海峰)

136. 长期腹泻的孩子,需要做肠镜吗

腹泻是一种常见症状,俗称"拉肚子"。它是指排便次数增加,往往超过平日习惯的频率;粪便也会有性质的改变,变稀变薄,甚至水一样,有的时候还会伴有黏液、脓血。

急性腹泻一般在1~2个星期的正确治疗后症状就会好转,如果病情迁延,超过2个月就被称为慢性腹泻了。一旦成了慢性腹泻,病因和治疗相对就更复杂。

慢性腹泻的原因是什么呢?

(1)肠道感染性疾病:如慢性阿米巴痢疾、慢性细菌性疾病、肠结核、血吸虫病、肠道念珠菌病。

(2)肠道非感染性炎症:如克罗恩病、溃疡性结肠炎、憩室炎等。

(3)肿瘤性疾病:如结肠腺瘤病(息肉)、淋巴瘤等。

(4)小肠吸收不良:如原发或继发性小肠吸收不良。

(5)功能性肠易激综合征、功能性腹泻。

针对不同的病因需要做不同的检查,除粪便常规、培养及微生物检查,最方便最直接的办法就是肠镜检查,通过该项检查可以非常直观地看到肠腔黏膜的变化,是充血、水肿还是溃疡增生,有没有息肉,甚至有些患儿可以在肠镜下发现游走的寄生虫。

肠镜不光是检查的一种有效手段,还是治疗的一把利器。针对黏膜充血、水肿甚至出血的患儿,可以做结肠直肠灌洗,局部使用抗炎或止血药物,达到精准化治疗的目的。对肠镜来说,息肉摘除、取异物(寄生虫等)更是不在话下。所以如果孩子长期伴有腹泻症状,特别是药物治疗效果不理想的情况下,一定要去正

规医院,及时做肠镜明确诊断,及时治疗。

(刘海峰)

137. 孩子做完肠镜后,出现发热、肚子痛、呕吐是怎么回事

　　肠镜已经应用于临床几十年,安全性较高,但仍有出现并发症的可能。常见的并发症有腹痛、轻微出血、体温升高等,一般采用禁食、静脉输液、胃肠减压及给予抗生素消炎治疗,症状均能很快好转。

　　极端情况下会出现严重的并发症,如大量鲜血便、肠穿孔,出现这些情况需要家长特别重视。导致便血或穿孔的原因主要有以下几点。

　　(1)活检过深:孩子本身肠道窄小,管壁较薄,充气情况下,不恰当的活检或夹取组织过深会导致出血或穿孔。

　　(2)操作者的技术水平不足:儿童肠镜检查是一项技术水平要求很高的检查,要求术者有丰富的内镜操作经验,而且熟悉肠道的结构和管壁的厚薄,知道怎么夹取、切割,怎么放置钛夹缝合创面。

　　(3)术后的护理不当:肠镜手术后,检查后的肠道需一定时间休息,逐渐恢复正常生理功能,过早或不恰当的饮食会促进肠道的蠕动,增加出血穿孔风险。

　　(4)剧烈活动:患儿出现鲜红色大便的情况要格外当心,这说明肠道出血量较大,部分患儿会出现失血性休克症状,必须紧急止血、补液或输血治疗;肠穿孔的临床表现也很重,肠道里面的内容物会流到腹腔中,引起继发感染,出现剧烈腹痛、腹胀及腹膜炎症状,呕吐剧烈而频繁,做腹腔穿刺的话可抽出血性液体。

　　如果患儿做完肠镜后出现发热、肚子痛、呕吐,需特别当心,注意是否存在消化道出血、肠穿孔、消化道感染等可能,及时对症治疗。

(刘海峰)

内|镜|治|疗|食|管|
胃|静|脉|曲|张|

138. 什么是食管胃静脉曲张

　　要搞清楚食管胃静脉曲张,需要先知道什么是门静脉系统。门静脉系统是肝脏的机能血管系统,收集了消化道、脾、胰、胆囊的血液,携带丰富的营养物质输送入肝脏,在为肝脏本身提供代谢能量外,还合成新的物质,供给全身组织的需要。

　　门静脉系统主要由肠系膜上静脉和脾静脉汇合而成。

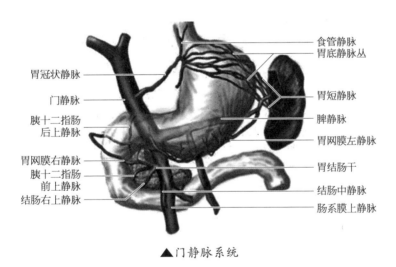

胃冠状静脉

门静脉

胰十二指肠
后上静脉

胃网膜右静脉
胰十二指肠
前上静脉
结肠右上静脉

食管静脉
胃底静脉丛

胃短静脉

脾静脉

胃网膜左静脉

胃结肠干

结肠中静脉

肠系膜上静脉

▲门静脉系统

　　同时它有许多小的侧支循环,其中和食管胃静脉曲张相关的就是胃冠状静脉。食管和胃底的静脉的血流通过胃冠状静脉进入门静脉,因此任何原因的肝脏或者其周边脏器病变压迫造成门静脉系统的血流压力升高,就会造成所谓的门静脉高压。

（徐雷鸣）

徐雷鸣

徐雷鸣,上海交通大学医学院附属新华医院消化内科行政副主任,消化内镜诊治部主任,医学博士,主任医师。现任中国医师协会介入医师分会消化内镜介入专业委员会常务委员、上海市医学会消化内镜专科分会副主任委员、上海市医学会食管和胃静脉曲张治疗专科分会前任主任委员、上海市医师协会消化内科分会委员、上海市内窥镜质量控制中心消化内镜专家组成员。专研胃肠道疾病的内镜下诊断及微创治疗,尤其擅长在食管胃静脉曲张治疗及小儿内镜诊治;在国内较早开展 ESD、ESE、POEM、STER 等内镜下治疗。

139. 食管胃静脉曲张的分型有哪几种

食管胃静脉曲张分型方法有多种,国内与国外也有差异。

印度学者沙林(Sarin)在 1992 年提出的胃静脉曲张分类被较为广泛的接受,将胃静脉曲张分为胃食管静脉曲张(GOV)和孤立性胃静脉曲张(IGV)。

食管胃静脉曲张是食管静脉曲张的扩展,又分为沿着胃小弯侧延伸的 1 型(GOV1)和沿着胃底延伸的 2 型(GOV2)。IGV 发生在没有食管静脉曲张的情况下,也可以分为两种类型:1 型(IGV1)位于胃底,贲门周围无静脉曲张;2 型(IGV2)位于胃体、胃窦或者是幽门周围。孤立性胃静脉曲张(IGV)的发生与区域性门静脉高压如脾静脉血栓、胰腺肿瘤外伤等关系密切,但我国 IGV 的主要原因是肝硬化。

(徐雷鸣)

140. 呕血时能否行内镜下治疗

在发生大量呕血时应及时查明出血原因,大多数出血患者存在肝硬化基础疾病,大出血多数是因为食管胃静脉曲张破裂出血所致。因此这类患者应在生命体征平稳的情况下及时进行内镜检查,以明确出血原因及部位。食管胃静脉曲张破裂出血可在内镜下进行止血治疗,包括内镜下硬化剂注射治疗、内镜下皮圈结扎治疗和内镜下组织黏合剂注射治疗。

出血后第一时间进行内镜检查及治疗对患者的预后具有重要意义。

(徐雷鸣)

141. 内镜治疗食管胃静脉曲张有哪些方法

目前提到内镜治疗食管胃静脉曲张,就会想到内镜治疗的"三驾马车"。它们分别是内镜下硬化剂注射治疗、内镜下皮圈结扎治疗和内镜下组织黏合剂注射治疗。

(1) 内镜下静脉曲张硬化剂注射治疗(EVS)的机制是通过向静脉内注射硬化剂,使得曲张静脉发生化学性炎症,静脉血管逐渐纤维化最终闭塞血管,从而达到防止静脉曲张出血的目的。

(2) 内镜下皮圈结扎治疗(EVL)是内镜下对曲张静脉及黏膜进行皮圈套扎,套扎后使得曲张静脉及黏膜发生缺血坏死,坏死组织进一步脱落形成瘢痕,使得黏膜曲张静脉部位消失,从而达到治疗目的。

皮圈结扎治疗一般用于各种原因导致肝硬化门静脉高压引起的食管静脉曲张出血和可能发生出血的病例。一般套扎后 3～7 天,套扎部位的组织开始坏死脱落,脱落部位留下的浅表溃疡大多在 4 周左右愈合。内镜下皮圈结扎治疗在控制食管静脉曲张急性出血中具有重要的作用,也是预防再次出血的基本治疗方法。

(3) 内镜下组织黏合剂注射治疗即"三明治夹心法",主要用于胃静脉曲张的内镜治疗,也就是内镜下组织黏合剂注射治疗法,通过在胃曲张静脉内注射组织胶达到栓塞曲张静脉的目的。

由于黏合剂黏度较大,且遇水、组织液及血液立即固化形成固体,因此需要用碘油做推送剂。在治疗前,内镜活检孔道及注射针内预先注射碘化油,防止组织胶在钳道内凝固及堵塞导管及针头。然后再迅速推入一定剂量的组织胶,再注入碘化油,将注射针管内残留的组织胶推入曲张静脉内。

按照先后顺序依次是碘油-组织胶-碘油,因此叫"三明治"疗法。目前已经很少用碘油作为推送剂,而是采用硬化剂代替,即改良"三明治"疗法。

(徐雷鸣)

142. 胃镜治疗食管胃静脉曲张痛苦吗

随着消化内镜技术及无痛麻醉技术的日益进步,内镜在治疗食管胃静脉曲张时患者的痛苦大大降低。施行无痛技术的目的是在进行某些诊断性和治疗性操作时,消除患者的焦虑,减轻或解除患者的疼痛,让患者保持静止或相对不动的状态,并确保其舒适与安全,以便操作能够顺利进行。

目前为了能够更安全,更高效地进行内镜下静脉曲张的治疗,医生一般会推荐患者在进行静脉曲张治疗时实施静脉麻醉,以便使患者在治疗过程中更加平稳。在整个治疗过程中没有任何不适及痛苦。

(徐雷鸣)

143. 怎么诊断食管胃静脉曲张

上消化道内镜检查简称胃镜检查,是诊断食管胃静脉曲张的首选方法,能在直视下明确静脉曲张的存在并进行分级,判断静脉曲张的程度及所在部位、直径、有无风险因素等,还可进行内镜下治疗,尤其是伴有急性出血时,可同时进行介入止血治疗。

磁控胶囊胃镜相比传统胃镜检查的耐受性良好,患者只需吞下一枚比普通胶囊略大的带有摄像头的电子胶囊,穿上检查服,15分钟即能完成无痛、无创、无感染、无麻醉的胃部内镜检查,但其在评估静脉曲张的存在、大小和红色征(表面呈红色,或伴糜烂、出血)等方面仍不理想。

超声内镜是在胃镜检查的基础上,在食管和胃内对病变进行超声检查,因此可以提供更多解剖及血液动力学信息,如食管胃静脉曲张解剖结构、交通支和血流量的改变,但是需要特殊的设备,相应的操作难度也更大,不容易在基层医院推广。

如果以上几项内镜检查失败,或因病情不能做内镜检查时,可考虑进行血管造影,可检查到的最小出血速度为0.5毫升/分钟,但其作为创伤性的检查治疗手段,风险较大,不适合作为常规筛查、检查手段。

近年来还出现了磁共振血管成像、多排螺旋CT门静脉成像、瞬时弹性超声、肝静脉压力梯度(HVPG)测量等方法诊断食管胃底静脉曲张。

(周　颖)

—— 专家简介 ——

周　颖

周颖,上海市第七人民医院消化科副主任,副主任医师。现任上海市医学会消化内镜专科分会委员、上海市浦东新区医学会消化内镜专业委员会副主任委员、上海市医学会消化内镜专科分会新区郊区协作组副组长、上海市中西医结合学会消化内镜专业委员会委员。擅长消化疾病的内镜诊治。

144. 患了食管胃静脉曲张，做胃镜检查或治疗有危险吗

对于食管胃静脉曲张，胃镜检查为最简便而有效的检查方法。

国内学者积累的经验认为，除休克患者、严重心肺疾病患者和极度衰竭的患者外，一般都能安全地接受胃镜检查，同时还可以接受胃镜下各种止血治疗。

胃镜检查是诊断食管胃静脉曲张的金标准，在胃镜检查时，应对食管胃静脉曲张进行分级，应指出静脉曲张轻中重度及曲张静脉所在的部位、直径、有无危险因素等。

食管胃静脉曲张胃镜治疗主要包括内镜下食管曲张静脉套扎、食管胃曲张静脉硬化剂注射和组织黏合剂等，是安全、有效、相对操作简单的控制及预防出血的治疗方法。

治疗方法的主要并发症有穿刺点及套扎局部静脉破裂出血、溃疡形成、穿孔、狭窄等，但一般发生率低。

内镜下硬化剂注射术清除静脉曲张出血彻底、复发率低，过去认为发生率较高的并发症随着技术的改进和辅助方法的进展已明显降低；内镜下套扎治疗虽然并发症少，但静脉曲张复发率高，若辅以续贯硬化治疗则可以达到很好的效果；内镜下组织胶注射特有的排胶出血、感染和异位栓塞并发症，通过近几年的技术改进已经大大减少。

（李　力）

—— 专家简介 ——

李　力

李力，上海市杨浦区中心医院消化内科主任，医学硕士，主任医师。现任上海市医学会消化内镜专科分会委员及超声内镜学组委员、上海市医学会消化系病专科分会委员、上海市医学会食管和胃静脉曲张治疗专科分会委员、上海市中西医结合学会消化内镜专业委员会委员兼秘书，中国医师协会消化内镜医师分会委员，中国医疗保健国际交流促进会消化病学分会委员。擅长消化道疾病内镜下诊治。

145. 患了食管胃静脉曲张，什么时候需要做内镜诊治

出血24小时之内行胃镜检查是诊断食管胃曲张静脉的可靠方法，内镜下可见曲张静脉活动性出血(渗血、喷血)、在未发现其他部位有出血病灶但有明显静脉曲张的基础上，发现有血栓头。

内镜诊治疗程：首次食管曲张静脉套扎后间隔10～14天可行第2次套扎治疗；每次食管胃曲张静脉硬化剂注射间隔时间为1周，一般需要3～5次。

治疗的最佳目标是直至静脉曲张消失或基本消失。并建议疗程结束后1个月复查胃镜，此后6～12个月再次胃镜复查。

（李　力）

146. 胃镜治疗食管胃静脉曲张成功率高吗

内镜下曲张静脉套扎术，其机制类似痔疮橡皮圈结扎法，是通过结扎曲张静脉，使套扎处静脉血管缺血、狭窄、血管闭塞后形成纤维化，达到止血效果。此方法具有安全性高、创伤小、效果迅速、操作简单易于掌握等优点，是治疗门静脉高压食管静脉曲张出血的一种确切有效的方法，通过反复多次套扎可使曲张静脉消除或明显变细，能明显降低再出血率，该治疗方法对门静脉血流量和肝功能无明显影响。目前临床应用的有多环套扎器、尼龙圈套器、单发套扎器等，其中以多环套扎器使用最为广泛。

内镜下硬化治疗术是将硬化剂直接注射入曲张的静脉内，造成局部血管内皮无菌性损伤，从而闭塞曲张的静脉，还可在曲张的静脉旁注射，以产生黏膜下的纤维化，反复治疗可逐渐使曲张静脉的管腔缩小和血管闭塞消失。常用的硬化剂有乙氧硬化醇、鱼肝油酸钠等，最近研制的硬化剂聚桂醇注射液，具有有效控制出血及消除食管静脉曲张的作用；不同的硬化剂在止血、消除静脉曲张及不良反应上有所不同，常见并发症为出血、异位栓塞、食管溃疡、食管狭窄、感染、胸痛及门静脉高压性胃病等。

内镜下曲张静脉内组织黏合剂注射术中的组织黏合剂又称组织胶，是一种快速固化水样物质，内镜下组织黏合剂注射主要用于治疗胃静脉曲张，静脉内注射的组织胶与血液接触后即发生聚合反应，可有效闭塞曲张血管并迅速控制曲

张静脉活动性出血。胃静脉曲张组织胶注射的主要并发症为门静脉、肺静脉及颅内静脉等异位栓塞,但发生率较低。

(李 力)

147. 除了胃镜检查,还有什么其他检查食管胃静脉曲张的方法

食管胃静脉曲张常由于肝硬化导致,胃镜检查可直观地发现食管胃静脉曲张并且评估出血风险,还可行内镜下治疗,但许多患者因为疼痛、心肺疾患等不能耐受该检查,或者不愿意首先接受这一检查。这些情况下,以下检查也是重要的辅助诊断方法。

(1)腹部超声:超声检查不能直接看到食管胃静脉曲张,但可发现肝硬化及门静脉高压的声像图表现,比如门静脉扩张和门静脉侧支开放和脾大、腹水。多普勒超声可见门脉侧支开放、门静脉血流速率降低和门静脉血逆流。故该检查常用于辅助诊断食管胃静脉曲张,该检查无创、安全、无辐射,可反复检查,可作为筛查食管胃静脉曲张的方法。

(2)CT门静脉血管成像(CTP):向血管里注射造影剂,可清楚地看见门静脉主干及胃、食管静脉有无扩张及是否有肝硬化的影像学表现:肝叶比例失调、肝裂增宽、肝门区扩大、肝密度不均、脾大及腹水等。但检查有射线,肾功能不好及对造影剂过敏者检查受到限制。

(3)上消化道钡餐造影及摄片:通过服钡剂后X线透视及摄片,可发现食管静脉曲张呈虫蚀状或蚯蚓状充盈缺损,胃静脉曲张呈菊花状充盈缺损。该检查无创,但有射线,且诊断敏感性不如胃镜检查。在急诊出血期间不合适。

(4)胶囊内镜:吞服一粒装有摄像头的胶囊后,通过间断拍照的方法,可查看整个消化道黏膜的表现,可看到有无静脉曲张、曲张程度及出血风险,耐受性好,无痛苦,但由于拍照有时间间隔且不能360度无死角拍摄,故该检查法方法在发现曲张静脉的存在与否、程度及颜色等方面不如胃镜。有消化道梗阻者不宜检查。

(5)磁共振血管成像(MRA)、磁共振弹性成像(ME)、动态增强磁共振成像(DCE MR):可预测门脉高压。

(6)肝弹性检测:通过检测肝弹性,判断肝硬化程度,进而间接判断是否有胃食管静脉曲张可能。

（7）肝静脉压力梯度（HVPG）：肝静脉压力梯度是一种有创检查，通过仪器进入血管直接测量肝静脉压力差计算 HVPG 值，当 HVPG≥12 毫米汞柱时，易形成静脉曲张。但这两者不能直接观察到食管胃静脉曲张存在。在评估静脉曲张出血风险方面更好。

（陈世耀）

—— 专家简介 ——
陈世耀

陈世耀，复旦大学附属中山医院内科教研室主任，消化科及内镜中心副主任，主任医师，医学博士。现任中华医学会临床流行病学和循证医学分会主任委员、中华医学会消化病学分会临床流行病协作组组长、中华医学会消化内镜学分会食管胃静脉曲张学组成员。上海市医学会食管和胃静脉曲张治疗专科分会主任委员。擅长肝硬化、门静脉高压、食管胃静脉曲张出血的综合治疗。

148. 内镜下治疗静脉曲张后应该注意什么

肝硬化静脉曲张的患者首先应从饮食上注意，内镜治疗后前 3 天最好进食流质饮食（就是液态食物，如牛奶、米汤、稀米糊等），后 2 周改半流质饮食（就是含部分渣滓的含汤食物，如稀饭、面条、馄饨等），此后过渡为软食（就是较普通饮食软一些），为了减少食管静脉曲张套扎的橡胶圈过早脱落及减少胃酸分泌过多形成消化道溃疡的风险。

从医生告知患者有肝硬化食管胃静脉曲张起，患者都应避免坚硬、含纤维过多、辛辣刺激、过冷过热等食物，以减少因食物割破曲张静脉引发大出血的风险。

同时，肝硬化静脉曲张的患者应该服用抑制胃酸分泌的药物。有相关研究表明食管静脉曲张套扎术后，服用质子泵抑制剂（PPI）可减小术后形成溃疡的大小，减少并发症发生。因此服用 PPI 可作为套扎后辅助性治疗，PPI 包括奥美拉唑、雷贝拉唑、兰索拉唑、泮托拉唑、索美拉唑等，建议服用 1～2 个月。

内镜下治疗 1 次并不是一劳永逸的。内镜下静脉曲张套扎术（EVL）同内镜下静脉曲张硬化剂治疗一样，需要多次治疗以根除静脉曲张。根除静脉曲张后还可能复发，所以需要定期随访胃镜检查。

建议首次 EVL 后每 2～4 周复查内镜,并根据需要进行橡皮圈套扎,直到没有需要治疗的曲张静脉。接受组织胶治疗的患者,治疗后 4～8 周复查,以后根据患者自身的情况选择每 3～6 月复查 1 次。

（陈世耀）

安全顺利
——内镜护理篇

149. 80岁以上的老年人能做胃镜或肠镜检查吗

在上消化道疾病诊断和治疗上,胃镜检查具有非常重要的地位。80岁以上的老年人对常规胃镜检查具有良好的耐受性,表现出的不适非常轻微。主要是由于高龄老人的腺体萎缩,分泌物对咽喉的刺激减少;高龄患者的器官和系统老化,对于外界的刺激反应比较轻微等一些原因造成的。

高龄老人行无痛胃镜检查风险较一般人群高,可能出现心跳、呼吸、血压、氧饱和度下降,如患者有老年痴呆,不能配合,或者强烈要求做无痛胃镜,需与麻醉医师进行充分的沟通,并进行完善的评估。

老年人做普通结肠镜检查是较安全的。不过,与总人群相比,80岁以上的老年人在做肠镜检查时穿孔的发生率较高,年龄是预测穿孔的重要相关因素,年龄每增加一岁,穿孔概率就上升1%。而在无痛肠镜中,9%的80岁以下患者会出现低血压,而在80岁以上患者中,这个比例上升至15%,且高龄患者更易出现低氧血症。因此,80岁以上的老年人并不是做结肠镜检查的禁忌人群,但是受检前必须由内镜医生及麻醉师全面、妥善评估老年人的全身状况及耐受程度。

(项 平)

150. 便秘患者如何进行肠道准备

有的慢性便秘患者采用一般肠道准备方法效果较差,可采用分次服用聚乙二醇电解质散(PEG)、预先使用缓泻剂或联合使用促胃肠动力药物的方法提高效果。

PEG溶剂建议分2次口服,在正式肠道准备前2～3天服用缓泻剂(如吡沙可啶、番泻叶、酚酞等),或服用PEG前30分钟加服莫沙必利10～15毫克,可提高PEG肠道准备的质量。高龄或慢性疾病患者在肠道准备期间可予以静脉补液等措施,保持水和电解质平衡。

(项 平)

151. 不吃或少吃饭对肠镜检查前肠道准备有帮助吗

结肠镜是诊断和筛查结肠病变的重要手段,其诊断准确性和治疗安全性很大程度上取决于肠道清洁质量。肠道准备的好坏与多方因素有关,包括饮食准备及泻药的正确服用等。为确保肠道准备的成功和有效,需要在检查前一天禁止食用坚硬且不易消化的食物以及蔬菜水果类食物,以进少渣、低纤维类食物为宜。在饮食的量上并不做要求,没有任何文献报道过不吃或者少吃饭对肠道准备的质量有所提高。

而在口服肠道准备药物期间,为了达到肠道准备的质量,除了保证充足的泻药之外,还必须保证服用充足的水量,最低饮水量为 2 000 毫升。如泻药全部服用完毕后仍未排出清水样便,可继续饮水,但总量不宜超过 4 000 毫升。具体水量应该遵循药物服用说明书。

(席惠君)

152. 胃镜检查时怎么样配合才能减少不适

胃镜检查是经口咽部进入消化道,从而实现对食管、胃腔及十二指肠上段的检查,检查时间因患者配合程度等原因而不同,一般检查需要5～10分钟。作为患者,如何在检查时让自己舒适,同时让医务人员更清楚地观察病变? 可以做以下准备工作。

(1) 检查前禁食、禁水时间需 6 小时以上,特殊检查人群,如上消化道手术后、胃肠道蠕动差、年老体弱及怀疑消化道梗阻者应该适当延长禁食、禁水时间,禁吸烟。

(2) 检查前请严格遵照医务人员指示服用祛泡剂及祛黏液剂,主要目的是为了检查中能保持视野清晰,以免遗漏病变。

(3) 配合医务人员摆放合适的检查体位,最常用的体位是左侧卧位,双下肢屈曲,头稍后仰,体位要舒适,以适应长时间的检查。不可挺胸、凸肚、头部过分前倾或后仰。

（4）内镜通过咽喉部时，如遇医生进镜受阻，可配合医生做好吞咽动作。

（5）一旦内镜到达食管时，应避免吞咽，防止被吞咽的口腔分泌物引起呛咳、并遮挡视野，以致遗漏病变。

（6）检查中如果遇到恶心、呕吐剧烈时，可调整呼吸方式，以鼻腔吸气，嘴巴缓慢呼气，放慢呼吸频率并保持深呼吸状态。

（7）检查时应避免剧烈的呕吐、呛咳，禁止拔镜子，如有不适，可举手示意。

（席惠君）

153. 健康的中老年人需要做胃肠镜检查吗

随着年龄的增长，身体患各种疾病的可能性不断增加。对于健康的中老年朋友，一般建议在35～40岁可行第一次胃镜和肠镜检查，如无异常，以后可3～5年做一次。如果是有胃肠道肿瘤家族史的人群，更应该引起重视。如果近期出现腹痛、黑便、大便习惯改变、体重改变等症状，则需及时就医，进行更全面的评估及检查。

普通胃肠镜检查的确存在一定的不适和痛苦，如条件允许，可以在麻醉医生的评估后选择无痛胃肠镜检查，以减少检查带来的身体不适感。另外胃肠镜检查也存在一定的风险和禁忌，对于这些情况则更需要医生专业、全面的评估，针对个体做出确切的检查和治疗的方案。

（彭海霞）

—— 专家简介 ——

彭海霞

彭海霞，上海交通大学医学院附属同仁医院内镜室主任，医学硕士，教授。中国医师协会内镜医师分会委员、上海市医学会消化内镜专科分会委员、上海市医学会消化系病专科分会委员、上海市中西结合学会消化内镜分会常委。擅长消化道疾病的内镜诊治。

154. 结肠息肉摘除术后，为什么需要住院观察

结肠息肉摘除手术虽说是最简单的内镜下手术，但依旧存在着术后出血、消化道穿孔等并发症发生的可能性。因此需要患者住院进行观察，其目的是医护

人员能随时观察并预防和及时有效地处理出血、消化道穿孔等并发症。

息肉摘除后残蒂断面为凝固坏死组织,其周围黏膜水肿,甚至糜烂,而坏死的组织脱落后形成的溃疡于 2～3 周愈合,1 个月左右长平。如息肉较大、摘除后创面较大,电凝时间过短,或坏死组织脱落过早,均可能发生迟发性出血。

很多患者因不同意住院观察、未按照医嘱卧床休息及饮食要求,过早饮食、过早活动后导致创面大出血,甚至有穿孔的可能。因此,为防止术后并发症的发生,要常规做到以下注意事项。

(1) 术后根据息肉大小禁食禁水 1～2 天或数天,少渣半流质饮食 3～5 天,少吃蔬菜水果等粗纤维食物。

(2) 卧床休息 1～2 天,无出血迹象也应减少活动,尤其是重体力活动。

(3) 高血压患者应降低血压至正常或接近正常的水平。

(4) 严密观察病情变化,如有腹胀、腹痛及便血,及时汇报医生或护士,给予对症处理。

(席惠君)

155. 肠镜检查时,为何要翻身、压肚子

肠镜检查时进镜的顺利与否与患者肠道解剖结构和配合程度有一定相关性,导致肠镜进镜不顺利的重要因素是内镜在肠道打弯成襻,形成弯曲,从而延长进镜时间,增加患者痛苦。

在检查过程中,让患者变换体位的目的在于利用患者自身腹部的重量或内脏的压力,使观察和进镜更容易。而护士手法防襻(压肚子)的目的是为了改变乙状结肠、横结肠的位置与走形,有利于肠镜通过弯角部。此时需要患者平静呼吸,放松腹部。

检查初始卧位为左侧卧位,脾曲给予右侧卧位,肝曲给予左侧卧位或者头低臀高位。

(席惠君)

156. 发现肠道发黑怎么办

无论是减肥茶、减肥药还是通便类保健品,其成分中用于导泻的主要是蒽醌类药物。所谓蒽醌类泻药主要是芦荟、大黄、番泻叶等药材的主要提取物,长期

服用容易导致结肠管壁浅棕色、棕褐色或黑色的色素沉着,呈条纹状、斑片状、虎皮状改变,俗称结肠黑变病。

目前尚无特效的药物治疗。多数学者认为,结肠黑变病是一种良性可逆性的非炎症性肠道黏膜病变。随着便秘症状的改善和泻药的停用,大量脂褐素经溶酶体消化、分解,黑变病的色素沉着可减轻甚至消失。对已经确诊为结肠黑变病的患者,要定期随访肠镜,及时发现伴发的结肠息肉、腺瘤及结肠癌,早期进行治疗。

(席惠君)

157. 长期口服抗凝药可以做内镜活检吗

内镜检查过程中,不是每位患者都需要做活检,只有在胃肠有病变需要病理明确诊断时才需要活检。因为抗凝药物可能会引起消化道的自发性出血,所以不建议做活检。

长期服用抗凝药物(如阿司匹林肠溶片、华法林、硫酸氢氯吡格雷片)的患者,如需做胃肠镜检查时,建议先和专科医师沟通,在医师指导下停药1周后,方可进行内镜检查。

如果进行活检,检查后需要再停药至少1周,以免引起迟发性出血。有高血压病史的患者,在胃肠镜检查当日仍须监测血压,常规口服降压药物,以免血压波动影响内镜检查。

(席惠君)

158. 胃镜检查时胃内还有食物是什么原因

对于绝大部分患者而言,于检查前保持6小时以上的禁食时间即可达到胃排空状态。但少部分特殊患者(上消化道手术后、胃肠道蠕动差、年老体弱者及怀疑消化道梗阻者)即使按上述方法准备,还是会发生胃腔内有食物潴留的现象。因此,如果在检查前遇到此类患者,可指导患者于检查前一天进清流质饮食,必要时禁食水及给予胃肠减压,以确保胃镜检查顺利进行。

(席惠君)

159. 为什么感冒期间不适合做无痛胃肠镜检查

很多人不知道感冒时期进行无痛胃肠镜检查不安全。感冒,实际是指两种疾病,即普通感冒和流行性感冒。普通感冒主要的临床症状有鼻咽部充血、鼻塞伴鼻腔分泌物等。感冒患者出现明显的发热、喘息、鼻塞和咳嗽等症状都是麻醉的禁忌证。首先急性上呼吸道感染时身体抵抗力降低,不是手术和麻醉的最佳时期。其次,急性上呼吸道感染所引起的发热说明局部有炎症存在,炎症增加了气道高反应性,增加喉痉挛和支气管痉挛的概率,麻醉后鼻腔、气管内分泌物增多,增加窒息、呼吸抑制的风险。

如果出现了感冒症状,应及时和麻醉医师沟通。为确保安全,最好等感冒痊愈了再实施无痛胃肠镜检查。

(席惠君)

160. 怎样减轻肠镜检查后的肚子胀痛

结肠是空腔脏器,在进行内镜检查过程中,医生需要内镜下注入气体将肠道撑开,便于清楚地观察肠腔内部各解剖结构及病变。肠镜检查结束后腹部胀痛的主要原因是在做肠镜检查时充进肠腔里的气体很多没有排出来。当患者躺在检查床上时,腹部胀痛不太明显,检查结束后站立时,气体向上走,导致胀痛加重,并伴有打嗝、腹痛等症状。

患者一旦发生腹部胀痛,减轻胀痛的方法有以下几种:①检查过程中如有排便、排气感时,不必憋气,可尽管排气。②检查结束后可顺时针按摩腹部、及时入厕排便排气,以促进集聚在结肠内的气体排出。③若长时间腹胀症状仍未缓解并加重,则需到医院就诊。

(席惠君)

161. 无痛胃肠镜检查后多久可以清醒

无痛胃肠镜是在普通胃肠镜检查的基础上,于内镜诊疗前先通过静脉给予一定剂量的短效麻醉剂,帮助患者迅速进入镇静、睡眠状态,在毫无知觉中完成胃肠镜检查,并在检查完毕后迅速苏醒。

无痛胃镜一般用的静脉麻醉药物很快就能代谢完,但也有个体差异、用药种类的区别及内镜诊疗的目的不同等原因,致使患者清醒的时间不同。比较理想的是患者做完检查后几分钟内苏醒,不过有的需要十几分钟,甚至半小时不等。大多数患者在数小时后完全清醒,但不排除个别患者体质弱,药物代谢慢等原因,导致头晕,无力等症状,如果患者没有呼吸、血压方面的明显改变,可以暂时先观察,确保患者完全清醒后再离院。

(席惠君)

162. 胃肠镜是一次性的吗

消化内镜的价格昂贵,每根内镜的价格为几万元至几十万元不等,以目前的条件,国内外都做不到一次性使用。胃肠镜作为一种直接侵入人体体内,与人体正常黏膜接触的医疗仪器,同时又因内镜材料特殊及结构复杂等特性,导致内镜的清洗消毒工作复杂而艰难,内镜的清洗消毒是内镜中心最为重要的一项工作。那么,如何确保每条内镜在被使用前是干净的?

秉持着"一人一镜一消毒"的原则,所有参与内镜清洗及消毒的人员都是经过严格的岗前培训,并且取得培训合格证书后方能上岗操作的。从上一例患者诊疗结束后到用于下一例患者之前,内镜会经过严格的床旁预处理、刷洗、清洗液洗涤、消毒及干燥等多个环节步骤,每一步的操作都有严格的规定,清洗消毒信息全程记录,同时可追溯。

为了监测内镜清洗消毒的质量,医院会定期对清洗、消毒后的内镜进行清洁度及染菌量的检测,一旦超标,会第一时间暂停该内镜的使用,同时进行相应的整改,直至该内镜恢复正常后方可被再次使用。

(席惠君)

CHAPTER THREE

3

微 辞 典

以下为本书中涉及、临床上常见的各种消化内镜的简单名词解释,可帮助读者快速阅读和理解,更好地配合检查。

1. 胃镜

胃镜属内窥镜的一种,是直径约 1 厘米的细长管状仪器,里面包裹光纤维传输系统,可以将相应的图像传送到电视监控器上。它还有一个单独的孔道,可以插入细小的仪器进行相应的操作。检查时医生持镜从口腔进镜,通过食管进入胃,最终进入十二指肠。

通过胃镜,医生可以清楚地观察食管、胃、十二指肠的黏膜颜色、形态,有无溃疡及糜烂,有无肿瘤等病变,必要时还可以利用活检孔道,取出病变的组织进行病理检查;此外,还可以在胃镜下做一些治疗,比如出血时进行止血,管腔狭窄时做扩张或放置支架,以及在消化道内留置各种治疗管等。

(陈岳祥)

—— 专家简介 ——
陈岳祥

陈岳祥,海军军医大学附属长征医院主任医师、教授、博士生导师。现任上海市医学会消化系病专科分会委员兼肝胆学组组长、上海市医学会消化内镜专科分会和消化内镜质控中心委员。擅长慢性肝病、消化系统肿瘤、不明原因的腹水及消化道内镜的微创诊治。

2. 肠镜

肠镜与胃镜一样,属于内镜的一种,直径比胃镜要粗,约 1.2 厘米,长度为 1.6 米或 2 米。检查时医生持镜从肛门进镜,逆行向上通过直肠进入结肠,最终到达回盲部(小肠和大肠交合处)。除整个结肠外,肠镜通过回盲瓣后,可以观察部分小肠末端。利用肠镜,医生可以清楚地观察直肠、结肠的黏膜颜色、血管纹理,有无溃疡及糜烂,有无肿瘤等病变,也可以利用活检孔道,进行病理活检和肠镜下的治疗。

(陈岳祥)

3. 十二指肠镜

十二指肠镜属于内镜的一种，与其他直视内镜不同，它的摄像头置于内镜头端侧壁，能够帮助医生从正面观察十二指肠乳头部。与普通胃镜相比，操作部大角钮内侧还增加了抬钳钮结构，通过旋转抬钳钮可以控制器械在工作通道出口处的抬举动作。十二指肠镜主要用于对十二指肠乳头部位进行观察和诊断，并通过选择性插入胆管或胰管，对胰胆疾病进行诊断和治疗。

（陈岳祥）

4. 无痛胃肠镜

无痛胃肠镜是指麻醉胃镜和麻醉肠镜。它所使用的胃镜和肠镜检查仪器、检查方法和检查过程与普通胃肠镜没有区别，关键在于它采用了一种新的无痛技术，使患者可在无痛状态下完成整个检查和治疗过程。

相比普通胃肠镜，无痛胃肠镜可以使患者检查时完全舒适无痛，减少患者对胃肠镜检查的害怕心理，从而提高胃肠镜的普查率；检查时患者处于麻醉状态，配合好，不仅可以增强检查的清晰度，提高分辨率，而且可以缩短检查时间。

但是它也有利有弊。一方面费用比普通胃肠镜要贵，另一方面，麻醉本身也有一定的风险。患者检查时处于麻醉状态，一旦检查过程中出现穿孔等并发症时不容易被及时发现。

（陈岳祥）

5. 超声内镜

内镜超声成像系统是以电子内镜系统为基础，在内镜的头端安装超声探头，就如同在内镜上安装了透视相机。当内镜进入胃腔或肠腔后，先在内镜下直接观察腔内黏膜表面的形态，然后利用超声探头，对发现的病灶进行实时超声扫描，看清病变黏膜下深层组织情况以及周围邻近脏器，获得内镜和超声的双重图像。结合多普勒，超声内镜还能够检测血流。

（陈岳祥）

6. 胶囊内镜

胶囊内镜全称为智能胶囊消化道内镜系统,又称医用无线内镜。顾名思义,即采用先进的工程学技术将摄像装置与信号传输装置装入类似胶囊的外壳内,受检者像服药一样用水将胶囊吞下后,借助消化道自身蠕动使它在消化道内运动并拍摄图像,拍摄的图像会发送到挂戴于受检者腰带上的数据记录仪中。检查时允许受检者自由走动,不必住院。

检查结束后,医生将记录仪中图像数据导入电脑工作站进行处理和读片,观察受检者的消化道情况,从而对其病情做出诊断。胶囊内镜具有检查方便、无创伤、无痛苦、无交叉感染、不影响患者的正常生活等优点,克服了传统的插入式内镜所具有的耐受性差、不适用于年老体弱和病情危重的患者等缺陷。目前常用的胶囊内镜主要用于小肠疾病的诊断。

(陈岳祥)

7. 小肠镜

小肠是人体中最长的消化管道,成人小肠全长 3~5 米。经口检查需要经过胃腔,经肛检查需要经过结肠。因此,小肠镜的长度要长于胃镜及结肠镜。此外,由于小肠腔比结肠腔狭小且迂曲,所以小肠镜在设计工艺上比结肠镜更细,更柔软。

目前临床应用最多的小肠镜主要是双气囊小肠镜及单气囊小肠镜,二者均通过带气囊的外套管辅助进行,故将其统称为"气囊辅助小肠镜"。与双气囊小肠镜相比,单气囊小肠镜只有一个气囊,镜身前端少了一个气囊,其镜端的可曲度及视角范围明显增加,操作更加简单,但由于钩拉、短缩力度减弱,技巧性要求较高,全小肠检查完成率略低。不过,无论是双气囊还是单气囊小肠镜,均可以对病灶进行取活检、做标记的操作,并且可以进行治疗,是一种可靠的诊治手段。

(陈岳祥)

8. 超细鼻胃镜

超细鼻胃镜镜身外径由标准胃镜的约 10 毫米缩小至 5.2~5.9 毫米,但仍有2毫米的活检孔道。该内镜除了可选择常规经口插入外，还可经鼻腔插入完成内镜检查,在满足诊断及治疗需要的基础上,减轻了常规胃镜经口插入时恶心、流涎、躁动、呛咳、流泪等不适。

鼻胃镜检查既提高了那些对胃镜恐惧和有麻醉禁忌证患者的耐受性,也减少了检查费用,具有较高的安全性和应用前景。

（陈岳祥）

9. 放大内镜

放大内镜是一种具有高像素和高分辨率的电子内镜,通过将电子内镜与显微镜组合,采用类似于相机数码变焦及物理变焦的手段,不同程度地放大常规内镜所能观察的黏膜表面结构,对黏膜表面腺管、血管等细微结构的观察,达到了与解剖显微镜相同的观察水平。目前放大内镜可用于上下消化道病变的观察,进一步联合电子染色技术,能更清晰显示病变部位形态与黏膜微血管结构,提高病变的早期诊断率。

（陈岳祥）

10. 经口胆道子母镜

经口胆道子母镜,顾名思义,是由2把不同直径的电子内镜组合而成,主要用于胆道疾病检查及治疗。它以粗口径(14.8毫米)十二指肠镜作为母镜,以超细内镜作为子镜,子镜通过母镜钳道后在抬钳器辅助下可直接进入胆道,在直视下观察胆道黏膜病变,并可完成活检、刷检、碎石、取石等操作。

（陈岳祥）

11. 胆管镜

胆管镜是近年出现的新型胰胆系统疾病诊疗系统,又称为子镜光纤直视系统,由主机系统和相关消耗性附件组成,其光源及摄像系统通过传送导管的光纤摄像头孔道到达观察部位,提供腔内视图,并能够在胰胆管内引导治疗器械,可实现单人操作、四个方向调节。尤其对于胆道狭窄性病变,利用胆管镜可直视下插入导丝,快速准确地通过狭窄部位。

此外,胆管镜可经十二指肠镜直接进入胆道或胰管,直视下观察病变,并取活检,大大提高胰胆肿瘤,尤其是早期肿瘤的诊断率。

(陈岳祥)

12. 色素内镜

色素内镜又称染色内镜,指通过口服、直接喷洒、注射等各种途径,将色素染料与内镜下要观察的黏膜直接接触,使病灶与正常黏膜颜色对比更加突出,有利于病变的检出与诊断。

根据染色剂的机制可以将色素分为可吸收和不吸收两类,前者是染色剂能与某些细胞特异性的结合而使组织着色,如亚甲蓝染色、卢戈碘染色等;而后者主要是起到增强对比的作用,比如靛胭脂等。

通过染料的着色,正常和异常的上皮组织染色后对比相对增强,病变范围更加清楚,根据颜色的变化,甚至可以发现肉眼难以识别的病变(小于 4 毫米),并对其精确活检及诊断。

色素内镜操作简单易行,价格低廉,对消化道早期癌检出率高、诊断价值高,近年来成为临床诊断的胃镜检查的重要补充。

(陈岳祥)

13. 共聚焦内镜

共聚焦内镜是一种新型内镜,它将共聚焦激光显微镜与传统电子内镜相结合,在内镜检查同时,还能进行共聚焦显微镜检查。

目前应用于临床的共聚焦内镜可分为两类:一类为传统整合式的共聚焦内镜,由普通白光内镜及镶嵌在头端的共聚焦内镜共同组成;另一类则是装备了活动探头的微探头共聚焦显微内镜,该内镜可以插入任何与之兼容的内镜钳道,对胃肠道黏膜进行实时的显微成像并指导靶向活检。

与传统内镜相比,其优势在于放大倍数超过 1 000 倍,能在活体中对细胞和亚细胞结构进行观察,获得完整消化道黏膜动态图像,达到"光学活检"的目的,使医生在不借助传统活检的情况下,将消化道黏膜的实时组织病理学观察变为可能。

(陈岳祥)

14. 硬度可调电子结肠镜

硬度可调电子结肠镜是在普通结肠镜的基础上加上硬度可变性的一种电子结肠镜。其镜身内部装有金属丝和旋转螺纹,通过转动控制部分的硬度调节环,使镜身硬度增加,从而实现内镜插入时力量能更好地传导,提高内镜操作的可控性。根据硬度由弱至强,硬度可变旋钮为 0～3 级。

(陈岳祥)

15. 双钳道内镜

双钳道内镜是以内镜下治疗为主要用途的治疗用内镜,配备了 3.7 毫米或 3.8 毫米的大钳道和 2.8 毫米的常规钳道,其中大钳道适应粗而有力的治疗器械的插入,小钳道端部有抬举器,可以调节插入器械的方向。双钳道可同时插入不同的治疗器械,犹如"双手"协调操作,既可减少术中附件的更换频率,又能克服单腔道内镜"单手"操作在内镜下治疗时的许多不足。

(陈岳祥)

16. 窄带成像内镜

窄带成像内镜是在常规内镜基础上增加了内镜窄带成像功能(NBI),通过内镜操作部的一个切换按钮,内镜由"白光模式"进入"NBI 模式",此时内镜内部滤光器将宽带光波进行过滤,仅留下 415 纳米、540 纳米和 600 纳米波长的蓝、绿、红色窄带光波。

由于这部分窄带光波穿透胃肠道黏膜的深度不同并能被血液吸收,因此能够增加黏膜上皮和黏膜下血管模式的对比度和清晰度,达到电子染色的效果,从而提高内镜诊断的准确性。

(陈岳祥)

17. FICE 染色内镜

FICE 染色内镜即智能分光比色内镜,是一种崭新的内镜诊断工具。它是利用光谱分析技术,将普通内镜的图像经处理、分析产生一幅特定波长的分光图像,然后将特定波长的图像选出并组合,对血管、表面结构进行强调,将选定的分光图像还原为 FICE 图像,达到电子染色的目的。

与既往普通的色素内镜相比,FICE 染色内镜不必染色便可清晰地观察黏膜腺管的形态,增强黏膜表面血管的可见度,改善了病灶与周围组织结构的对比度,提高了表浅病灶的检出率,更有利于分析和判断病变的性质。

(陈岳祥)

18. 微探头超声内镜

微探头超声内镜是直视内镜与腔内超声的有机结合,在直视内镜定位引导下,将带有超声换能器的微探头插至深查部位近距扫描,达到避免干扰而获得清晰图像以明确诊断。不同类型的超声微探头可提供线性及环扫两种扫描平面,部分超声微探头还具有三维重建功能。

(陈岳祥)

19. 电子环扫式超声内镜

电子环扫式超声内镜又称横轴超声内镜,其超声探头的扫描平面与内镜的长轴垂直,与凸阵扫描超声内镜相比,超声的声速更易与消化道管壁垂直,因而消化道管壁的成像质量好,定位相对容易。

(陈岳祥)

20. 凸阵式超声内镜

凸阵式超声内镜又称纵轴或线阵式超声内镜,是目前唯一能用于在超声波引导下进行治疗的超声内镜,其超声探头的扫描平面与内镜的纵轴平行。因此,在进行超声引导下的细针穿刺时可实时观察到穿刺针的位置、出针及运动方向,还可用于超声内镜引导下的介入治疗。目前凸阵式超声内镜的视野主要包括前斜视和前视式。

(陈岳祥)